10分钟 拉筋 拍打

启动身体大药房

罗云涛　邓旭　主编

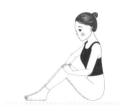
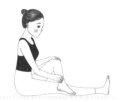

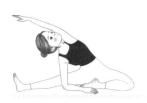
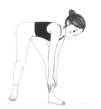

U0386025

黑龙江科学技术出版社
HEILONGJIANG SCIENCE AND TECHNOLOGY PRESS

图书在版编目（CIP）数据

10分钟拉筋拍打：启动身体大药房 / 罗云涛，邓旭
主编 . —— 哈尔滨：黑龙江科学技术出版社，2023.3
　ISBN 978-7-5719-1749-4

　Ⅰ . ① 1… Ⅱ . ①罗… ②邓… Ⅲ . ①按摩疗法（中医
）Ⅳ . ① R244.1

中国国家版本馆 CIP 数据核字 (2023) 第 025453 号

10 分钟拉筋拍打：启动身体大药房
10 FENZHONG LAJIN PAIDA : QIDONG SHENTI DAYAOFANG

主　　编　罗云涛　邓　旭
策划编辑　深圳·弘艺文化
封面设计　HONGYI CULTURE
责任编辑　孙　雯
出　　版　黑龙江科学技术出版社
地　　址　哈尔滨市南岗区公安街 70-2 号
邮　　编　150007
电　　话　（0451）53642106
传　　真　（0451）53642143
网　　址　www.lkcbs.cn
发　　行　全国新华书店
印　　刷　哈尔滨市石桥印务有限公司
开　　本　710mm×1000mm　1 / 16
印　　张　11
字　　数　150 千字
版　　次　2023 年 3 月第 1 版
印　　次　2023 年 3 月第 1 次印刷
书　　号　ISBN 978-7-5719-1749-4
定　　价　45.00 元

PREFACE

《黄帝内经》中记载："经脉者，人之所以生，病之所以成，人之所以治，病之所以起。"所谓经筋，是人体经脉系统的附属组成部分，是十二经脉之气结聚散络于筋肉关节的体系，联结肢体骨肉，维络周身，主司关节屈伸运动，维持人体的正常运动功能。正如《黄帝内经·素问·痿论》曰"宗筋主束骨而利机关也"。若经筋失调，则我们的身体关节、肌肉可能会转筋、肿痛、痉挛，进而导致颈筋急、肩不举、内踝痛、转筋痛等，寒则反折筋急，热则筋弛不收，随之产生耳痛、耳鸣、视疲劳、胸闷、心悸、胃痛、便秘、冠心病等问题。

现代社会中，筋缩症已不再局限于老年群体了，快节奏的生活、熬夜加班的压力和焦虑以及长期电脑办公久坐不动、天天刷手机……导致很多人身体都处于亚健康状态，如腰酸背痛、颈肩痛、腰椎间盘突出、慢性疲劳、头晕头痛、浑身乏力等。我们的身体如果偶尔出现筋挛筋痛，轻者会自行修复，若经筋长期僵硬、紧张、痉挛，甚至出现各种筋缩症，那就要引起注意了。俗话说，"筋长一寸，寿延十年"，拉筋养生简单易学，不仅使筋更柔韧，还能舒经活络、调节气血，可以说是保持健康长寿的一大法宝了。

《医宗金鉴》中介绍："气血郁滞，为肿为痛，宜用拍按之法，按其经络以通郁闭之气……其患可愈。"正如上文所说的，现代很多人长期处于亚健康状态，身体各种酸痛困扰着很多上班族，经络不通则百病生。通过对身体的循经拍打，可舒经活络，加快血液流通，旺盛气血，促进新陈代谢，每天拍打10分钟，全身上下、自内而外都会轻松许多。拍打养生也是不挑时间、场所的，不需专业器械，居家、办公间歇等随时随地均可进行，是绿色的保健养生运动之一。

本书共包含三章，是关于拉筋拍打养生运动的入门之书，既简单实用，又易学易操作。第一、二章为大家通俗易懂地讲解了拉筋拍打的基础知识，第三章则针对生活中的三十多个常见病图文并茂地给出了专业有效的治疗方法。每天只要抽出10分钟阅读本书并付诸实践，您就既可以学到拉筋长寿之术，又可以循经拍打穴位疏通经络气血，启动身体内部的"大药房"，从而达到保健养生、祛病防病的目的。

本书中的"寸"，指的是"同身寸"，即选取患者本人手指的某一部分作为长度单位并以此为标准来量取穴位，简单来说就是用手指比量取穴。拇指同身寸：拇指指间关节的横向宽度为1寸。中指同身寸：中指中节屈曲，内侧两端纹头之间作为1寸。横指同身寸：①二指横寸：又称"二横指"，食指和中指二指指腹横宽为1.5寸；②三指横寸：又称"三横指"，食指、中指和无名指并拢，三指指腹横宽为2寸；③四指横寸：又称"一夫法"，食指、中指、无名指、小指并拢，四指横向宽度为3寸。

CONTENTS

chapter
01

拉筋，健康长寿的法宝

一、了解人体经筋系统 002

　　十二经筋 002

　　维筋系统 004

二、筋的作用不容忽视 006

三、筋缩及其症状 007

四、生活中的筋缩场景，你中招了吗 009

五、拉筋，有效防治筋缩 011

六、腰酸背痛腿抽筋是什么原因 012

七、三大拉筋法 013

　　坐位拉筋法 013

　　卧位拉筋法 014

　　站立位拉筋法 015

八、十二经筋如何影响身体 016

　　六条阴经 016

　　六条阳经 023

九、肝脏出问题按"地筋" 031

十、身体主要部位的拉筋法 032

　　腰背部拉筋 032

　　颈肩部拉筋 034

　　腰腹部拉筋 036

　　手臂拉筋 038

　　腿部拉筋 040

　　脚部拉筋 042

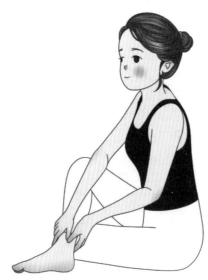

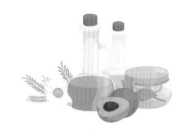

chapter
02

拍打，疏通经络气血旺

一、拍打养生，好处多多 046

二、常见的拍打方法 048

三、拍打的时间和频率因人而异 051

四、拍打的要领 052

五、身体部位的拍打顺序 053

六、拍打的注意事项 057

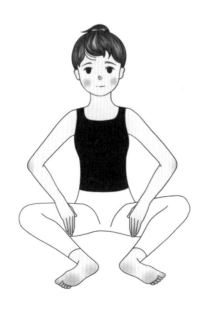

chapter
03

拉筋拍打，搞定小病小痛

一、感冒 ………………………………………… 060

二、头痛 ………………………………………… 064

三、慢性疲劳综合征 …………………………… 068

四、手脚冰冷 …………………………………… 072

五、眼睛疲劳 …………………………………… 076

六、脸部水肿 …………………………………… 080

七、脱发 ………………………………………… 084

八、胸闷 ………………………………………… 088

九、失眠 ………………………………………… 092

十、痛经 ………………………………………… 096

十一、小腿抽筋 ………………………………… 100

十二、关节紧绷 ………………………………… 104

十三、颈椎病 …………………………………… 108

十四、腰酸背痛 ………………………………… 112

十五、咳嗽 ……………………………………… 115

十六、哮喘 ……………………………………… 118

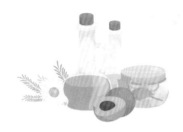

十七、肩周炎 121

十八、坐骨神经痛 124

十九、打嗝 127

二十、眩晕 130

二十一、胃下垂 133

二十二、上火 136

二十三、便秘 139

二十四、拉肚子 143

二十五、中风 146

二十六、面瘫 149

二十七、胃痛 152

二十八、小腿水肿 155

二十九、鼠标手 159

三十、神经衰弱 163

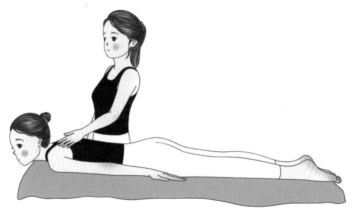

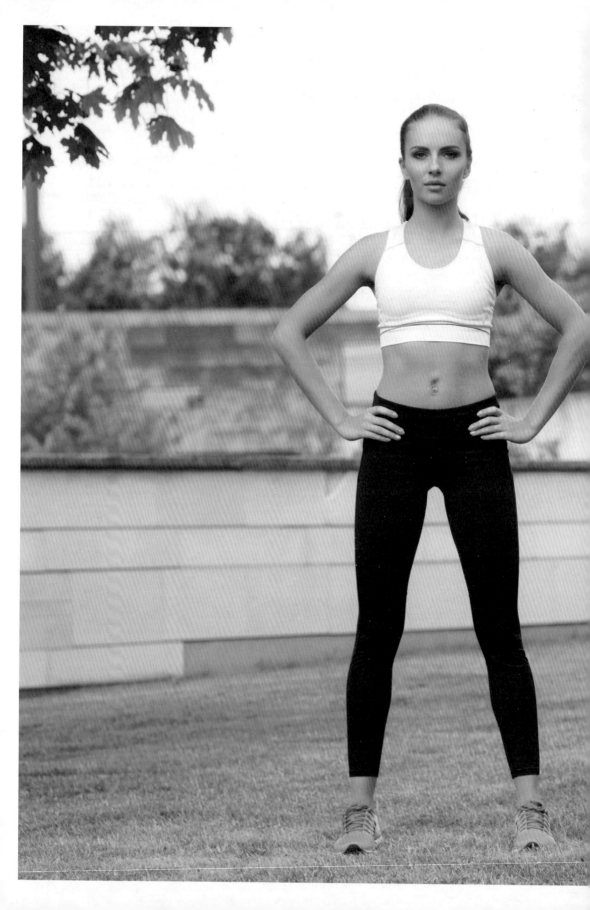

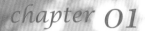

chapter 01

拉筋，
健康长寿的法宝

　　《黄帝内经》中记载："骨正筋柔、气血自流，筋长一寸、寿延十年。"人体的经筋系统联结着肢体骨肉，维络周身，主司关节屈伸运动，维持了我们身体的正常运动功能，也是一道抵御外邪、增强免疫力的保护墙。本章重点介绍了人体经筋系统，筋的作用及筋缩现象，拉筋的功效、方法，十二经筋对身体的影响，身体主要部位的拉筋法等基础拉筋知识。其实，筋缩完全是可以预防和缓解的，坚持拉筋运动就是保持健康长寿的法宝！

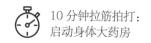
一、了解人体经筋系统

经络学说是我国中医学基础的核心理论之一，发展历程源远流长，也是中医人体按摩、拉筋、针灸、拔罐等养生保健方法的基础学说。经络是运行气血、联系脏腑和体表以及全身各部的通道，是人体功能的调控系统，由十二经脉、奇经八脉、十二经筋、十二经别、十二皮部、十五络脉以及浮络、孙络等组成。而经筋系统是十二经脉的附属部分，是人体经络中不可或缺的重要组成部分。

十二经筋

十二经筋是十二经脉外周连属的筋肉体系，联结肢体骨肉，维络周身，主司关节屈伸运动，维持人体的正常运动功能。十二经脉靠经络气血滋养，并受十二经脉调节，同样分为手和足的"三阴""三阳"，即所谓"脉引筋气"。其循环走向与经脉也密切相关，自四肢末梢走向躯干，终于头面，不入脏腑，多结聚于四肢关节和肌肉丰富之处。

十二经筋包括六条阳筋和六条阴筋，分别为：足太阳经筋、足少阳经筋、足阳明经筋、足太阴经筋、足少阴经筋、足厥阴经筋、手太阳经筋、手少阳经筋、手阳明经筋、手太阴经筋、手厥阴经筋、手少阴经筋。

《说文解字》中记载："筋，肉之力也。"即现代所称"肌肉"，其附着于骨的部分则称之为"腱"，即现代所称"肌腱"，乃"筋之本也"。总而言之，十二经筋系统可络缀形体，是巨大的人体软组织结构平衡体；藏经络，行气血，保护脏腑，联属关节，维持着人体生命的正常活动。

具体分析如下：

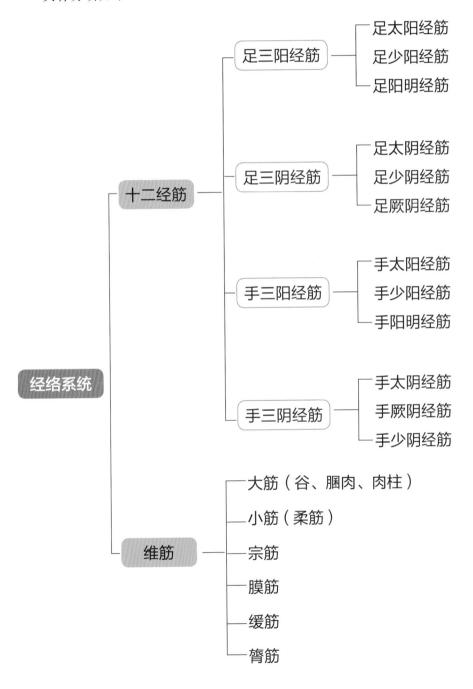

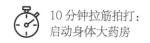
维筋系统

脉有经脉、络脉，而筋也有维系筋的络脉，分为大筋、小筋、膜筋、缓筋、膂筋等，具有"束骨利关节"的作用。经筋循行在关节及筋肉处会有联结，各经筋又会相互联系、相互影响，因此，拉筋运动不仅仅只针对某个部位，也是一种影响全身的养生保健方式。

1. 大筋

大筋，又称刚筋、谷、大肉，指人体上粗大的肌肉，盛于辅骨之间，约束关节，多分布于手、足、背等部位，一般直行且粗大刚劲，构成十二经筋的主体，体现了"筋为刚"的特性。

2. 小筋

小筋属于"刚筋"支端，又称柔筋、溪，指人体上那些细小的肌肉，横者细小交错，是十二经筋分支横络的部分，主要用于维系诸筋、联络各筋，多分布于胸、腹、头、面等部位。

3. 宗筋

宗筋，指很多大筋会聚后形成的外形高突、肌力强壮的肌肉，起着"束骨而利机关"的作用。宗筋处一般多发慢性损伤，是预防经筋痹痛的关键肌群。因此，拉筋需重点拉伸宗筋。

4. 膜筋

膜筋，指人体中片状的肌肉，或包绕在肌肉外层的膜，又称筋膜或肌膜。膜筋若呈片状分布，受力点会加重，容易造成牵拉、损伤，产生结筋病变。

5. 缓筋

"缓筋者，循于腹内之筋也。"缓筋，指腹后壁隐藏之筋，例如现代医学中所说的腰大肌、腰方肌、髂肌等。

6. 膂筋

膂筋，指人体脊柱两旁的粗大肌肉，就是现代医学所称的竖脊肌等。

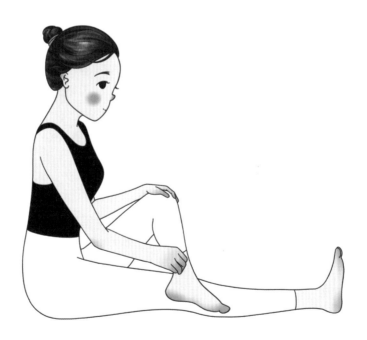

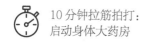
二、筋的作用不容忽视

　　筋附着在人体骨骼上，起着收缩肌肉、约束骨骼、活动关节和固定的作用，我们的身体活动全靠经筋支配。

1. 络缀形体经络，主司活动

　　《黄帝内经·素问·痿论》中记载："宗筋主束骨而利机关也。"十二经筋主要作用就是约束骨骼，支撑着人体的坐、立、行、走、卧，同时主司全身关节的屈伸、旋转、内收、外展等各种运动。

2. 固护脏腑，抗御外邪

　　《黄帝内经·灵枢·经脉》中也曾记载："筋为刚，肉为墙。"人体的筋肉遍布于人体的体表与四肢，仿佛一道刚劲、柔韧的城墙，形成了固护体表、抗御外邪的组织体系，还起着保护人体的脏腑和经络的作用。

3. 反映局部及内脏病症

　　人体经筋还具有反映局部及内脏病症的作用，当筋肉受到刺激时，就会传递到身体组织部位，产生传递效应。如果是正常的传递反应则无碍，但若经筋系统失调致筋路受阻、气血瘀滞、营养不良等，就会出现挤压、挛缩、积滞、粘连、瘢痕等经筋病症，进而影响内脏功能活动。反之，内脏病变也会反映到体表经筋之上。

　　总而言之，如果人体缺少了经筋系统，那么只剩一堆毫无活力的骨头和肉。"筋长者力大"，肌肉的力量源于筋，筋若受伤，我们就会心有余而力不足。人体经筋只有经常活动，进行拉伸，才能保持弹性，所以，平时应多做拉筋锻炼。

三、筋缩及其症状

1. 什么是筋缩？

古人将筋症分为筋断、筋缩、筋胀、筋走、筋弛、筋强、筋挛、筋萎、筋翻等，筋缩是筋症之一。筋是中医说法，西医统称为肌腱、韧带、腱膜等。

筋缩，即筋的伸缩范围减小，人体的转头、弯腰、抬腿、屈膝等活动因之受限。从病理上讲就是出现纤维化、粘连、增厚、肿胀，形成"筋疙瘩"，压痛明显，严重者出现萎缩。筋缩的"筋"，会压迫神经造成疼痛，或压迫血管造成供血不足，从而导致筋脉失养、麻木抽搐，肌肉挛缩、僵硬、痉挛，关节僵硬紧绷，活动困难，下肢抽筋等。

2. 筋缩的症状

人体筋损伤后，会产生反射性的收缩或痉挛，以前筋缩多发生在老年人群中，但现在很多办公族、低头族长期久坐不动，运动量不足，也会产生筋缩、筋结，出现"筋早衰"现象，如腰背酸痛、腿痛麻痹、颈椎痛，肌肉僵硬痉挛、麻木肿胀，关节活动受限等症状。

筋肉慢性劳损一般会产生弥漫性隐隐酸痛、肿痛、痹痛，并且劳累后疼痛加剧。筋缩会出现的症状如下：

※ 弯腰困难

※ 屈膝蹲下困难

※ 转身活动受限

※ 长短脚

※ 腰背痛

※ 颈椎痛

※ 腿痛

※ 手不能举，腿不能动

※ 肌肉萎缩

※ 脚筋痛

※ 关节韧带紧

※ 手足腿及膝、肩、肘关节常感胀、麻、痛

※ 全身疲劳

由肌筋广泛性挛缩导致，还伴有眩晕、头痛、神志异常、失眠以及胸腹不适等症状。

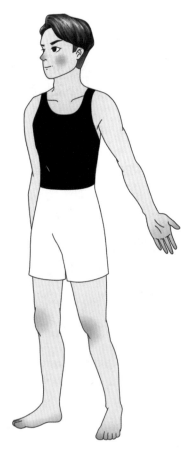

四、生活中的筋缩场景，你中招了吗

1. 你是不是弯不下腰？

人刚出生时，身体非常柔软，少年时期身体依然保持着柔软，但随着年龄的增长，身体变得越来越僵硬，到了老年，筋的老化使有些人弯不下腰了。但如果我们保持长期运动和健身，筋得到锻炼、拉伸，筋的老化就会延迟，"老当益壮"也不是不可能。

想知道自己的筋有没有萎缩，就可以试试弯腰抓自己的脚背，如果感到明显的腰背疼痛，弯腰很困难，那就说明筋缩了，赶紧开始拉筋锻炼吧！

2. 你是不是蹲不下来？

弯腰困难的人，很多也会下蹲困难，这同样源于筋缩。如果你走路或下蹲时觉得筋疼，不能自由活动，那么无疑你的筋已经出了问题，请不要再"葛优躺"了，立即起来去运动。如果不想剧烈运动，那就试试足不出户的拉筋拍打吧！

3. 你转身困难吗？

在做扭胯、转腰动作时，有没有感觉到疼痛？有的人说：我就突然转了下身，腰痛了好久……如果转身困难，那很不幸，你的筋也出现了问题，长期缺乏运动，筋会日渐僵硬。

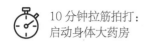

4. 你不能大步走，横跨台阶？

如果你发现自己不能再迈开双腿大步流星地走路，只能小碎步地走路，不能横跨台阶，不能蹲马步，双腿僵硬紧绷，那么你的身体就出现筋缩的征兆了，快开始适当拉筋吧！

5. 你走路会"长短腿"吗？

如果你走路出现了"长短腿"的体态，但并没有表现出疼痛感，小心你的筋缩了，那么久而久之就会出现骨盆倾斜、脊椎侧弯。

6. 你颈肩僵硬不能动了吗？

颈椎问题已经不再是老年病了，是现代社会中常见的职业病，伏案工作者、电脑工作者、手机不离身的低头族，统统中招颈椎问题。你有没有转头时感觉颈肩收紧、肌肉麻痹痛，这也是筋缩的主要征兆。颈肩长期保持一个姿势不动，筋的老化会越来越快。

7. 你的手能自由伸屈吗？

手臂伸屈开始变得困难，手指也伸不直，这也是筋缩的前兆，那么请抓紧锻炼你的手臂筋肉吧！

五、拉筋，有效防治筋缩

《黄帝内经》中记载："骨正筋柔、气血自流，筋长一寸、寿延十年。"防治筋缩症、恢复全身筋肉弹性最好的办法，就是进行拉筋锻炼。

身体的筋缩是一种衰老的自然特征，但我们可以通过拉筋运动，缓解筋缩的衰老，有效防止年纪轻轻就患上各种筋缩症。

1.拉筋能使筋更柔韧，复位脊椎错位

弯腰下蹲困难、筋缩等症状，除了身体难受，也给我们的生活造成了极大的不便。正所谓"骨正筋柔、气血自流"，通过拉筋，我们的筋会越来越柔软，腰背、四肢及全身各处的痛、麻、胀等不适也会自行消除、缓解。

2.拉筋能增加身体的韧性，协调平衡

拉筋能放松我们身体的肌肉，缓解肌肉僵硬，滑利关节，增加身体的灵活性和协调性，从而减少生活中受伤、摔倒的可能性。

3.拉筋能舒经活络，调节气血

人的皮、肉、筋、骨、脉被称为"五体"，其中"筋"尤为重要。十二筋经的走向与十二经络相同，故筋缩处经络也不通，不通则痛。筋弱则懈，筋壮则强，筋和则康，常做"拉筋"运动，可以打通全身经络，活血化瘀，调节人体气血。

4.拉筋能改善血管硬化，预防心脑血管等疾病

经常坚持拉筋锻炼，可以促进身体的血液循环，改善血管硬化，预防心脑血管病、心脏病、中风等疾病。

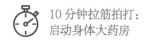
六、腰酸背痛腿抽筋是什么原因

　　腰酸背痛腿抽筋，在日常生活中很常见，不仅仅局限于老年人群。我们常常认为容易腰酸背痛腿抽筋的人都是缺钙，于是进行补钙，其实这种情况并非只因缺钙导致，还有寒邪侵袭引起的经筋痉挛。

　　风、寒、暑、湿、燥、火等"外邪"入侵机体时就会引发经筋疾病。风、寒、湿、火是较常见的致病"邪气"，而其中的寒邪更是经筋病最常见的致病因素。抽筋的医学术语为"痉挛"，肌肤表面若遇寒气，毛孔就会自主收缩，寒邪侵入经络关节，经脉便会拘急，筋肉产生痉挛，造成关节屈伸不利。如果体内寒邪长久不去，就会导致气血不通、筋肉失养、经筋挛缩不解，不通则痛，从而引发筋肉酸胀、疼痛、麻木、拘挛、强直等病症。所以，当我们经常腿抽筋的时候，要注意防寒气侵袭，保暖腰背腿部位。

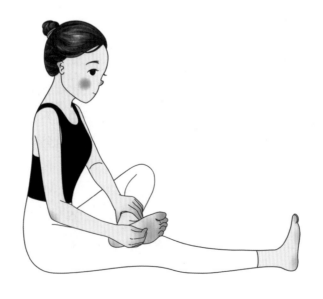

七、三大拉筋法

适当的拉筋运动有益而无害，按照拉筋的体位不同，可分为坐位拉筋法、卧位拉筋法和站立拉筋法。

 ## 坐位拉筋法

坐位拉筋法，可拉松全身各个部位的经筋，如腰背、头颈、臂腿、腹部、脚部，以及各个部位关节，可结合瑜伽动作突出拉筋的作用。

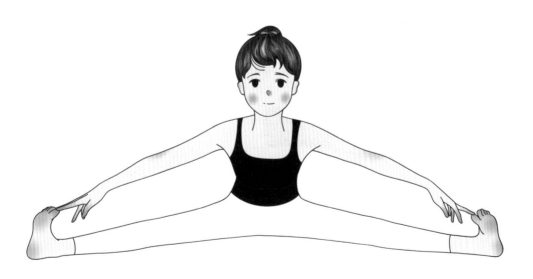

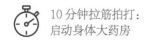

卧位拉筋法

　　卧位拉筋法，可拉松腰、腿、膝、脚等部位的经筋，增强腿部内侧肌肉的柔韧性，活动髋关节、膝关节，可依靠墙体、健身器材、床、椅子、桌子等进行拉筋。

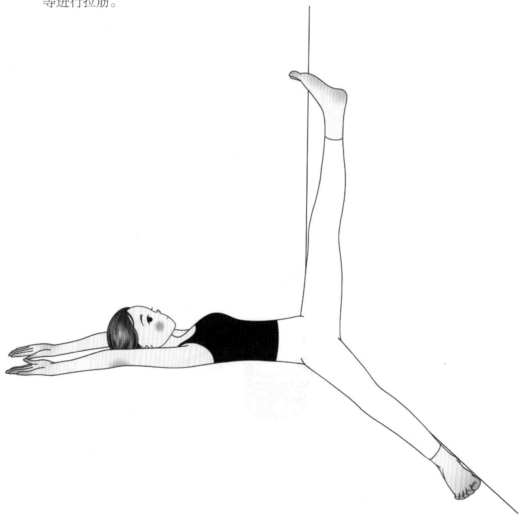

站立位拉筋法

　　站立位拉筋法有利于舒散肩背、腰臀、臂腿等部位的筋结，增强筋腱、韧带柔韧性，可缓解肩颈痛、膝关节痛、腰背酸痛、肩周炎、腿抽筋等病症，可依靠健身单双杠、门框、树干等拉筋。

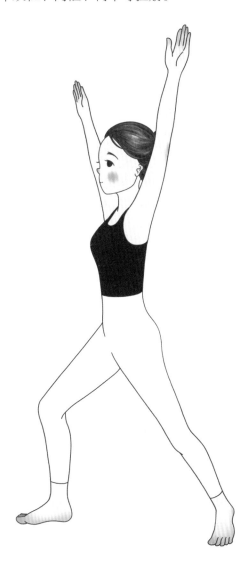

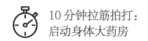

八、十二经如何影响身体

人体的十二经分为六条阴经和六条阳经，对人体健康而言十分重要，可以说各司其职、各主其病，具体如下：

 六条阴经

六条阴经分别为：足少阴肾经、足太阴脾经、足厥阴肝经、手太阴肺经、手厥阴心包经、手少阴心经。

1. 足少阴肾经

足少阴肾经起于涌泉，止于俞府，左右各27穴，分布于下肢内侧面、胸腹第一侧线。本经腧穴主治妇科病、前阴病、肾脏病，以及与肾有关的肺、心、肝、脑病，咽喉、舌等经脉循行经过的部位的其他病症。

足少阴肾经与心、肝、肺等五脏联系也最多。若失调，会出现循经区域内的筋肉疼痛和转筋，以及月经不调、遗尿、遗精、便秘、下肢疼痛、背部紧张等疾病。

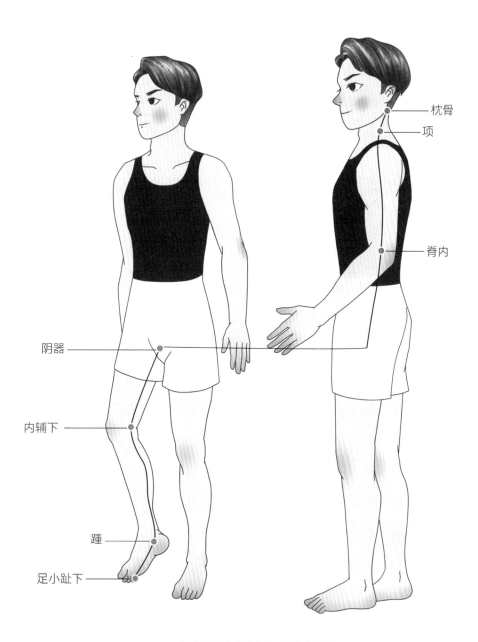

枕骨

项

脊内

阴器

内辅下

踵

足小趾下

本经重点保健穴所在位置

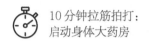

2. 足太阴脾经

足太阴脾经起于隐白，止于大包，左右各21穴，分布于下肢内侧面和侧胸腹部。本经腧穴主治脾胃病、妇科病、前阴病及经脉循行部位的其他病症。

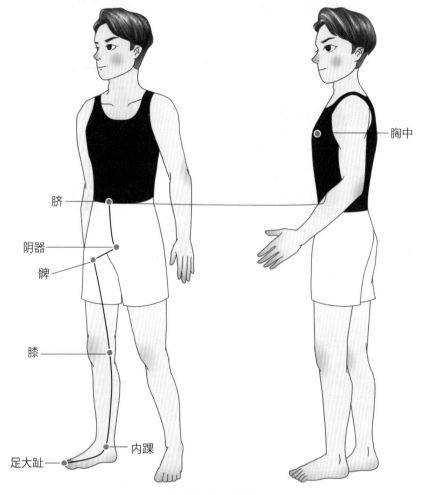

本经重点保健穴所在位置

足太阴脾经关乎着脾胃、心脏的功能，若失调，会出现腹痛腹泻、消化不良等脾胃病，以及月经不调等妇科病，下肢筋容易瘀滞、抽筋，麻痹痛、骨痛等。

3. 足厥阴肝经

足阙阴肝经起于大敦，止于期门，左右各14穴，分布于下肢内侧、腹部、胸部。本经腧穴主治肝、胆、脾、胃病、妇科病，少腹、前阴病，以及经脉循行经过部位的其他病症。

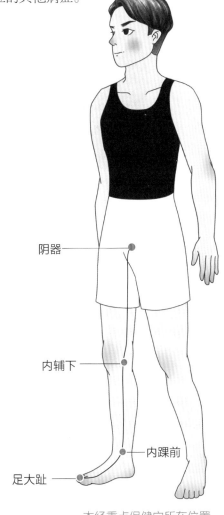

阴器

内辅下

内踝前

足大趾

本经重点保健穴所在位置

足厥阴肝经能调节和保养肝脏功能，有贮藏血液和调节血流量的功效。若失调，会出现肝胆疾病，足部疼痛、转筋、大腿麻痹痛等症状。

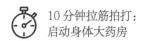
4.手太阴肺经

手太阴肺经起于中府，止于少商，左右各11穴，分布于胸前外上部、上肢掌面桡侧。本经腧穴主治咳、喘、咯血、咽喉痛等与肺脏有关的疾患及经脉循行过部位的其他病症。

手太阴肺经《灵枢经》中记载："其病当所过者，支转筋，痛甚成息贲，胁急吐血……名曰仲冬痹也。"该经与呼吸系统密切相关，还关系到胃和大肠的功能，若失调可出现咳嗽、胸闷气短、鼻塞咽痛等肺部疾病，也会引起关节屈伸困难，肌肉酸痛、麻木、痉挛等病症。

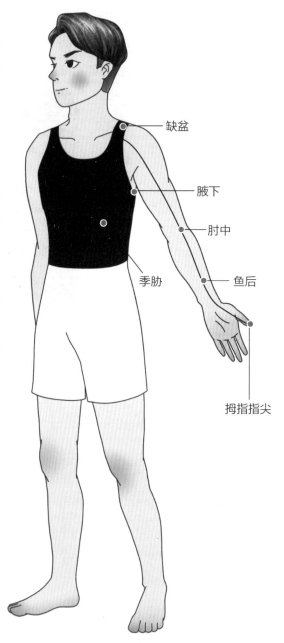

缺盆

腋下

肘中

季胁

鱼后

拇指指尖

本经重点保健穴所在位置

5.手厥阴心包经

　　手阙阴心包经起于天池，止于中冲，左右各9穴，分布于胸前、上肢内侧。本经腧穴主治心、心包、胸、胃、神志病，以及经脉循行经过部位的其他病症。

　　手厥阴心包经关系到心脏、胸部、精神系统。经筋失调可出现心痛、心悸、胸痹痛、肘臂内侧麻木挛痛等，按压位于胸部的膻中穴，会有明显痛感。

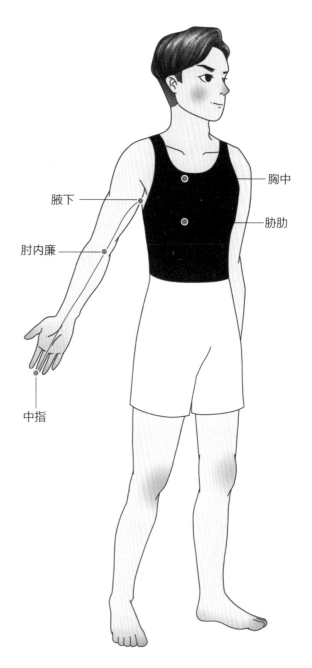

腋下

胸中

肋肋

肘内廉

中指

本经重点保健穴所在位置

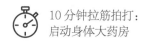

6. 手少阴心经

手少阴心经起于极泉，止于少冲，左右各9穴，分布于腋窝、上肢掌侧面的尺侧。本经腧穴主治心、胸、神志病及经脉循行部位的其他病症。

手少阴心经若失调，会出现胸痛、心悸、失眠烦躁、神志失常、肘关节屈伸困难、臂痛麻木等症。

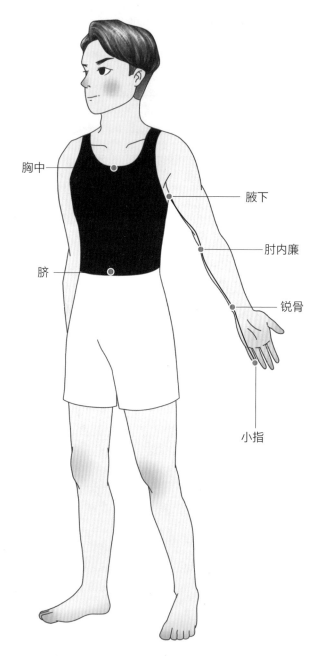

本经重点保健穴所在位置

六条阳经

六条阳经筋分别为：足太阳膀胱经、足少阳胆经、足阳明胃经、手太阳小肠经、手少阳三焦经、手阳明大肠经。

1. 足太阳膀胱经

足太阳膀胱经起于睛明，止于至阴，左右各67穴，分布于头项、背腰、下肢后外侧。本经腧穴主治头面五官病，项、背、腰、下肢病症及神志病；位于背部两条侧线的背俞穴及其他腧穴主治相应的脏腑病症和有关的组织器官病症。

足太阳膀胱经影响着体内排毒干道，关系到全身各处经络的通畅与健康。该经筋失调可出现肩不能动、腰酸背痛、颈椎不适、足部痛、下肢痛，泌尿生殖系统、消化系统、呼吸系统疾病。

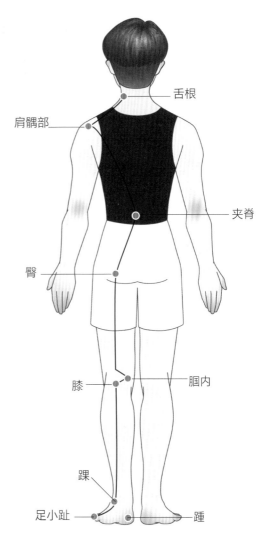

舌根
肩髃部
夹脊
臀
膝
腘内
踝
足小趾
踵

本经重点保健穴所在位置

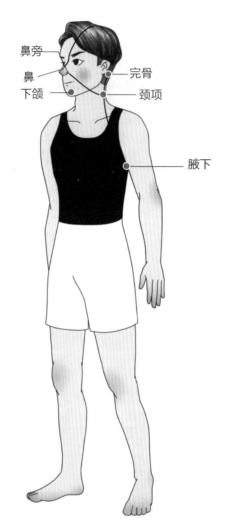

鼻旁
鼻
下颌
完骨
颈项
腋下

本经重点保健穴所在位置

2. 足少阳胆经

足少阳胆经起于瞳子髎，止于足窍阴，左右各44穴，分布于头面、项、肩、侧胸、侧腹、髋、下肢外侧面。本经腧穴主治肝胆病，侧头、目、耳、咽喉、胸胁病，以及经脉循行经过部位的其他病症。

足少阳胆经失调会出现脾胃消化系统的疾病，以及下肢转筋、膝关节无法屈伸、腰痛、头颈痛等症状。

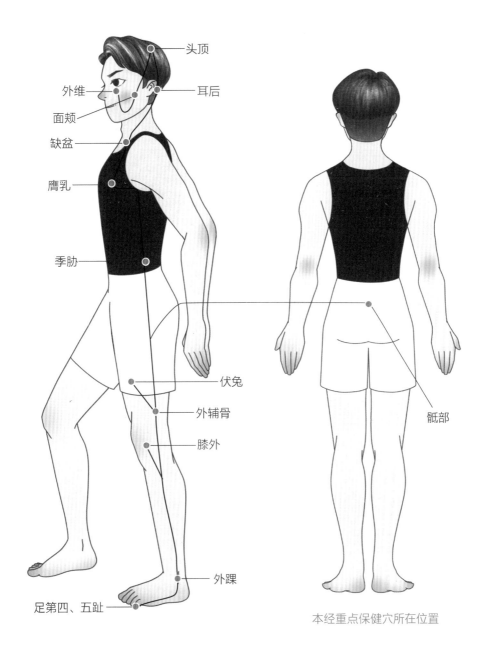

头顶

外维

耳后

面颊

缺盆

膺乳

季肋

伏兔

外辅骨

膝外

骶部

外踝

足第四、五趾

本经重点保健穴所在位置

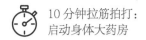
3. 足阳明胃经

足阳明胃经起于承泣，止于厉兑，左右各45穴，分布于头面、颈、胸腹、下肢前外侧。本经腧穴主治胃肠病、头面五官病、神志病、皮肤病、热病及经脉循行部位的其他病症。

足阳明胃经影响着人体消化系统的正常运行。若失调则出现胃肠病、神志病和五官病，以及筋肉痉挛、下肢酸软无力、活动受限、肌肉萎缩、瘫痪等症状。

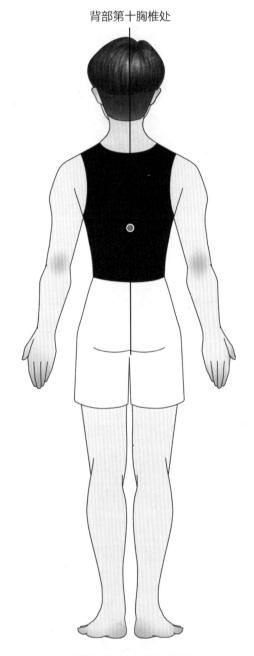

背部第十胸椎处

本经重点保健穴所在位置

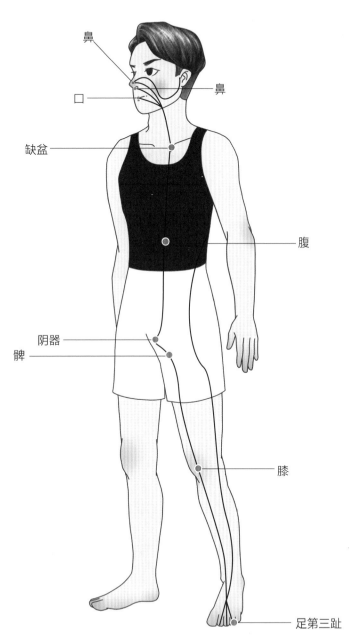

鼻

鼻

口

缺盆

腹

阴器

髀

膝

足第三趾

本经重点保健穴所在位置

4. 手太阳小肠经

手太阳小肠经起于少泽，止于听宫，左右各19穴，分布于上肢背面尺侧、肩项、面部。本经腧穴主治头面五官病、热病、神志病及经脉循行部位的其他病症。

手太阳小肠经可治疗耳部、面部、肩背部等部位疾病，如耳聋，眼睛昏黄，面颊肿，颈部、颔下、肩胛、上臂、前臂外侧痛等病症。

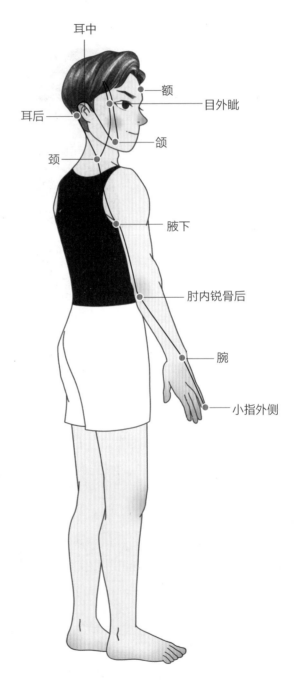

耳中

额

目外眦

耳后

颔

颈

腋下

肘内锐骨后

腕

小指外侧

本经重点保健穴所在位置

5. 手少阳三焦经

手少阳三焦经起于关冲，止于丝竹空，左右各23穴，分布于上肢外侧、肩、颈项、侧头部。本经腧穴主治头、目、耳、颊、咽喉、胸胁病和热病，以及经脉循行经过部位的其他病症。

手少阳三焦经负责掌管体内的水谷运化和气血循行。可治疗人体面部、喉咙、颈肩手臂部位的疾病，如眼痛、面痛、耳鸣、耳聋、水肿、小便不利、偏头痛等。

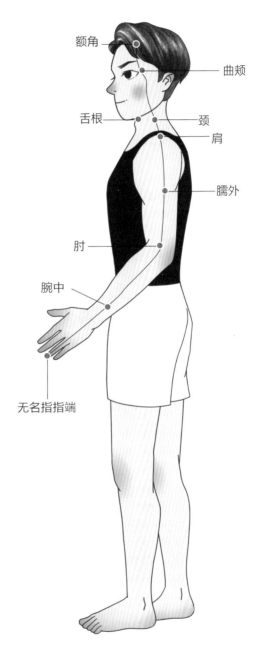

额角
曲颊
舌根
颈
肩
臑外
肘
腕中
无名指指端

本经重点保健穴所在位置

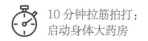
6. 手阳明大肠经

手阳明大肠经起于商阳，止于迎香，左右各20穴，分布于上肢背面桡侧、肩、颈和面部。本经腧穴主治头面五官疾患、热病、皮肤病、肠胃病、神志病等，以及经脉循行部位的其他病症。

手阳明大肠经是肺和大肠的保护者，可预防和治疗鼻炎、高血压、牙痛、咽喉肿痛、肩部疼痛、面瘫、腹泻腹痛、便秘、鼻塞感冒、循经部位的肌肉痉挛等。

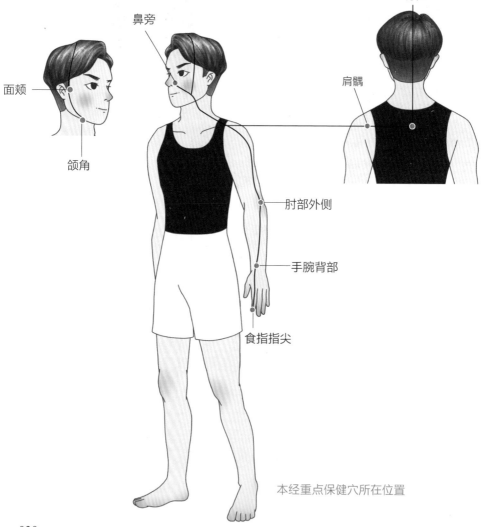

脊柱

鼻旁

面颊

颌角

肩髃

肘部外侧

手腕背部

食指指尖

本经重点保健穴所在位置

九、肝脏出问题按"地筋"

肝是人体重要的脏器之一，通过经络相互联属，制造了消化系统中的胆汁，大部分肝脏疾病都伴有黄疸症状，因肝脏受损无法将胆红素排出。肝还开窍于目，主疏泄、藏血，具有调节血液、疏通气机的功能。可以说，肝脏既能排毒，又主消化、造血功能。

肝与筋有着密切关系，肝主筋，通过调理"筋"就可以保养肝脏功能。《黄帝内经·素问·五脏生成》曰"肝之合筋也，其荣爪也"，《黄帝内经·素问·脏象论》记载"肝者，罢极之本，魂之居也。其华在爪，其充在筋，以生气血"。肝脏有造血功能，肝血滋养了人体的内筋，肝血充足，则指甲红润、坚韧；肝血不足，则指甲软薄、凹陷变形。肝功失调，则筋脉失养，身体就会出现一系列的问题。

人体在十二经筋中有三个总合，即天、地、人（宗筋）三筋。天筋藏于目，地筋隐于足，宗筋藏于阴。天筋位于眼球的正后方；地筋位于脚底的中心部位；宗筋位于外阴的中央耻骨上下。疏理肝经最容易操作的就是按揉"地筋"。

地筋藏在人的脚部，将脚底抬起面向自己，把足趾向上跷起，就会出现一条硬筋。地筋位于肝经上，常年患肝病，或肝气不舒、脾气暴躁、肝气郁结的人，地筋一般较硬。保养、修复肝脏功能，就需要常常反复按揉这根地筋，直至揉软，平时可用热水泡脚，然后再按揉地筋，效果更佳。

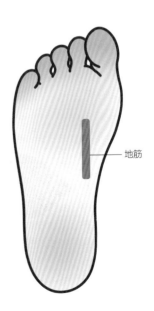

地筋

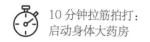

十、身体主要部位的拉筋法

随着年龄的增长，是不是经常全身酸痛、乏力，弯不下腰，抬不起腿，举不起手？拉筋，对预防韧带老化有很大的帮助。以下介绍身体六大部位的拉筋方法。

腰背部拉筋

腰酸背痛者可每日坚持腰背部拉筋，本节主要介绍两个简单有效、易操作的拉筋姿势。

1. 弯腰手臂拉筋

坐位，双腿并拢向前伸直，两手臂也同时并拢伸直，带动上半身向前弯曲，尽量用指尖去触碰双脚，额头触碰膝盖，保持20～30秒。每组练习3～5次。

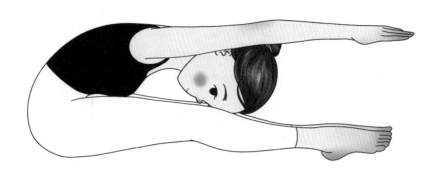

2.盘腿前弯拉筋

　　坐位，两腿叠加交叉或两脚掌相对，手臂伸直向上平举过头顶，掌心向前，然后双臂保持平行逐渐向下压，两小臂和手掌贴近地面，直到下巴点地，保持姿势 10～30 秒。每组3～5次。

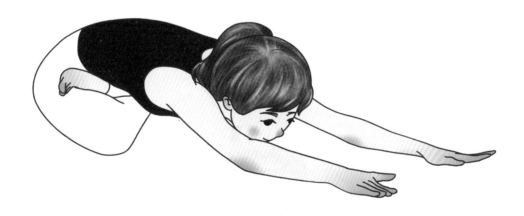

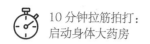
 # 颈肩部拉筋

颈椎不适、僵硬，或肩关节不利者可每日坚持颈肩部拉筋，可促进颈肩部的血液循环，本节主要介绍两个简单有效、易操作的拉筋姿势。

1. 颈部拉筋

坐位，腰背挺直，双肩放松。将左手放在头右后侧，头颈带动手向左侧缓慢下压，尽量拉伸头颈右侧的筋肉。保持20~30秒。换右侧相同步骤拉伸左侧头颈的筋肉。左右为一组，每组练习3~5次。

拉筋时注意脊柱挺直，屈肘的手臂保持与肩同高，头颈部转动要缓慢。

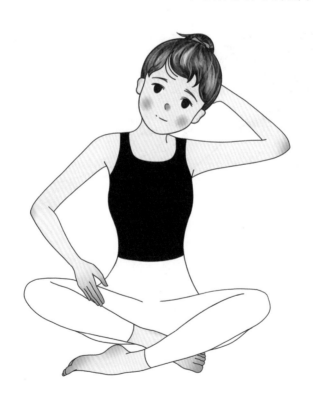

2. 肩部拉筋

坐位，腰背挺直，两手于背后如图相扣，向相反方向拉伸，保持10～30秒。左右为一组，每组拉筋3～5次。

拉筋时注意上半身不要歪斜，如两手无法相扣，可借助毛巾等工具完成动作。

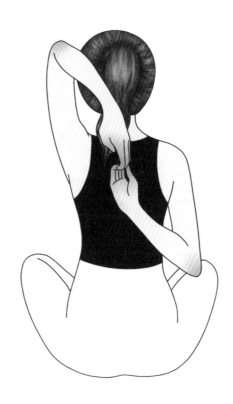

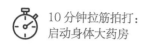
 # 腰腹部拉筋

腰腹部酸痛或脂肪堆积时可坚持拉腹部的筋,可缓解便秘、腹胀,消减腹部脂肪。

1. 后躺拉筋

跪位,双膝打开,两脚左右拉开,脚背贴地,臀部坐在地面上,两臂两侧平举伸直带动上半身缓慢向后仰,直至上半身全部贴地,保持10~30秒。每组拉筋1~3次。

拉筋时注意头部先着地,然后背部慢慢往下压,该拉筋动作不仅可以锻炼腰腹部筋肉,还可以拉伸腿部和脚部。

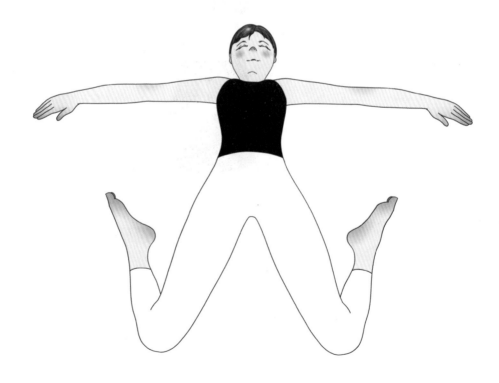

2. 腰部侧屈拉筋

　　坐位，左膝弯曲，左脚脚跟靠近会阴处，右腿向右侧伸直，左臂伸直抬起，右臂屈肘放在左脚和右大腿内侧，左臂带动上半身向右侧缓慢弯曲，保持20～30秒。左右为一组，每组拉筋3～5次。

　　注意拉筋时，腰部缓慢弯曲，手臂与上半身保持平行，既能拉伸腰腹部，还可以拉伸手臂。

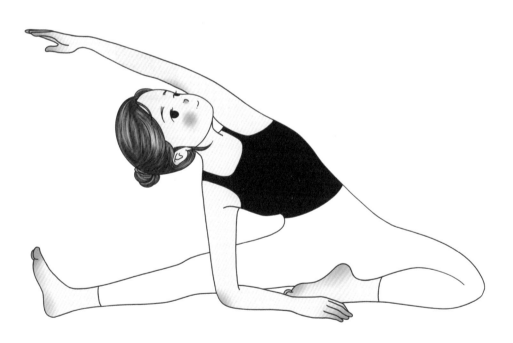

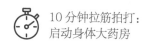
手臂拉筋

每天电脑办公，手臂十分酸胀、麻木？每日坚持手臂拉筋，可缓解肌肉紧张、僵硬。

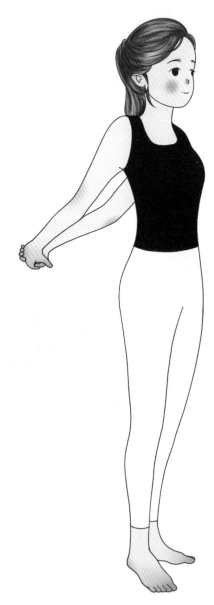

1. 手臂向后拉筋

站立，腰背挺直，双手于背后十指交叉，尽量往上伸举，保持20～30秒。每组拉筋4～6次。注意拉筋时不要低头，目视前方，双臂尽量向上后方延伸。

2. 展臂拉筋

　　站立，双腿伸直并拢，腰背挺直，双肩放松，双臂伸直上举过头顶，边呼气边带动脊柱向后缓慢弯曲到极限位置，双腿依然绷直，保持 5～10 秒。每组拉筋3～5次。

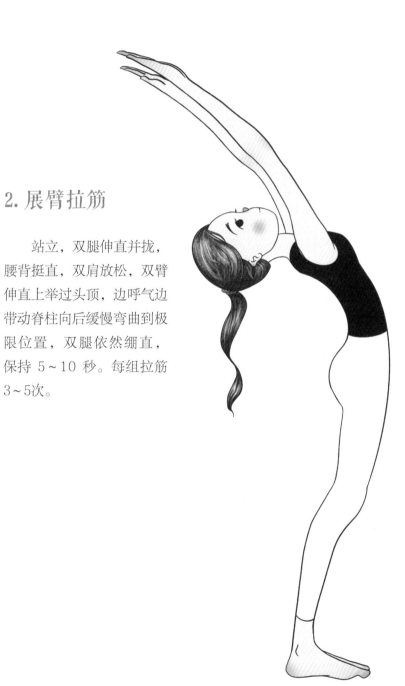

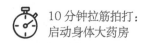
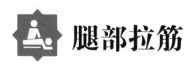 # 腿部拉筋

腿部不适时，可坚持每日做拉筋锻炼，但腿部的筋比较硬，拉筋时需力度温和，力度过大过猛可能会导致韧带损伤。

1. 伸腿拉筋

自然站立，双腿分开与肩同宽，腰背挺直，双手放在两侧大腿上，臀部下沉，右腿略屈膝，左腿向左侧伸展，保持20～30秒。左右为一组，每组拉筋3～5次，注意保持身体平衡，身体重心不变，腰背挺直。

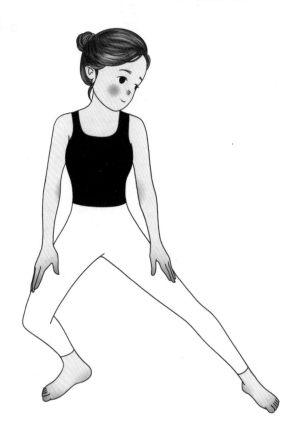

2. 劈腿拉筋

两腿向两侧打开，尽量伸直呈"一"字形，腿部、胯部完全贴于地面。拉筋时，注意腰背挺直，手臂可放在地上支撑，也可以两侧平举拉筋，视个人情况自行调整。

该腿部拉筋方法难度较大，但效果很好。大部分人身体僵硬、肌肉不够柔软，很难一下子做到，可以循序渐进地慢慢拉筋，不宜操之过急，以免拉伤。

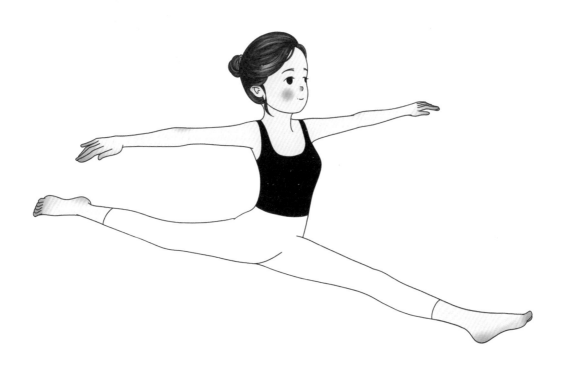

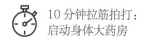

 # 脚部拉筋

1. 跐脚拉筋

站位，两手叉腰，身体放松，吸
气时将双脚跟抬起，保持3～10秒，
呼气时还原。注意不要含胸驼背，身
体放松，感受脚部肌肉的拉伸，每组
练习3～5次。

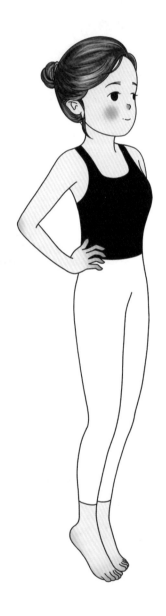

2. 跪坐拉筋

　　跪位，双腿并拢，脚背朝下，臀部坐在双脚脚后跟上，保持30～60秒。
每组拉筋3～6次。

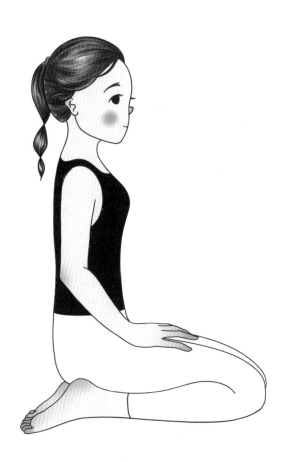

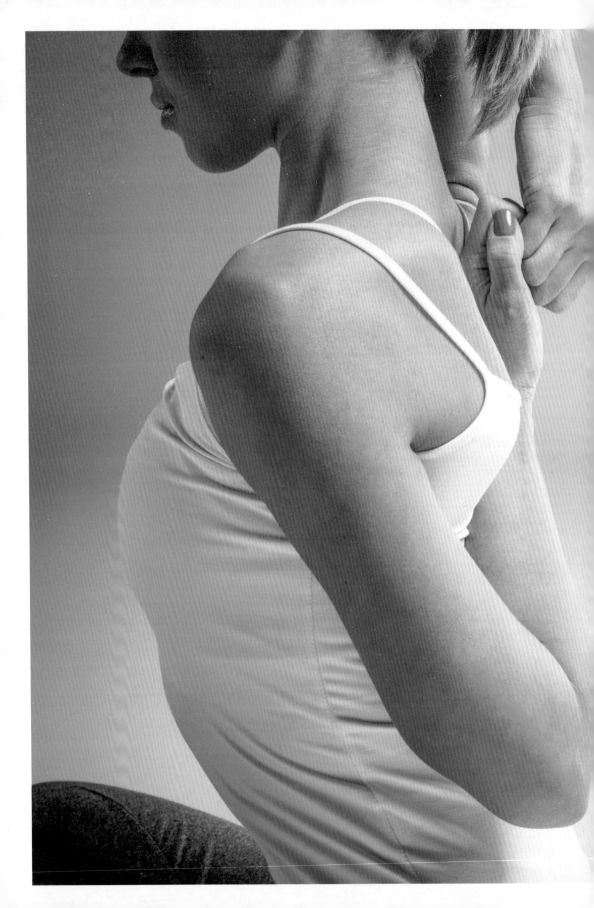

chapter 02

拍打，
疏通经络气血旺

  《医宗金鉴》记载："气血郁滞，为肿为痛，宜用拍按之法。按其经络以通郁闭之气……其患可愈。"拍打运动既可以舒经活络，又能促进气血流通。哪里痛拍哪里，不讲究场所，方法既源于自然，又高于自然，通过手指、掌、拳等手法对体表相关经络、穴位进行刺激，从而达到强身祛病的保健养生目的。本章主要介绍了关于拍打的功效、常见的拍打方法、要领、顺序及注意事项的基础知识。

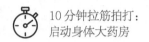
一、拍打养生，好处多多

《医宗金鉴》中讲："气血郁滞，为肿为痛，宜用拍按之法。按其经络以通郁闭之气……其患可愈。"古代就有"拍击功""排打功"，拍打养生能够流传至今自然因其神奇的功效。

在日常生活中，我们的身体若出现酸痛、疲劳，也会自然而然地用手去拍打不适的部位，从而获得身体的舒适感。我们通过手指、掌、拳等手法对体表相关经络、穴位进行刺激，疏通经络、调理气血，从而达到保健养生目的。

1. 舒经活络，让我们的身体更舒适

《黄帝内经》记载："经脉者，人之所以生，病之所以成，人之所以治，病之所以起。"人体经脉的畅通程度影响着疾病的治疗效果。经脉不通则可起万病，尤其对于一些令人困扰的慢性病，中医养生有着不错的康复保健功效。

拍打养生的基础原理就是循经络拍打，通过拍打刺激经络之气血，从而疏经通络，调和气血，调理人体阴阳、虚实，从而养生祛病。

拍打养生作用于皮肤，而人之皮肤则沟通联结着经脉、络脉、四肢、五脏、六腑、九窍。皮肤上的孙络、浮络受到刺激，人体毛细血管产生震动，促使皮肤局部发生改变，继而引起整个身体机能的良性反应，增强免疫力和自我修复功能。所以，每次全身拍打后，会发现整个身体从内到外感觉到更舒适，疲劳感一扫而光。

2. 调理气血，让我们的皮肤更光彩

《黄帝内经》有云："人之所有者，血与气耳。"气血是生命的根本，气血不足百病生，尤其对于女性而言更重要，气血影响着女性的身心状态。皮肤枯黄、皱纹多、长斑，头发稀疏、分叉、无光泽，眼睛浑浊、有血丝、有眼袋……这些都是气血不足的征兆。

女性这一生中要经历很多损伤气血的事情，比如经历月经、生产哺乳等，气血可以说是女性生命中非常重要的东西。

气血运行于经络之中，拍打养生可以刺激经络，达到调理气血的目的。比如拍打胃经，就可以使我们的面部供血更充盈，皮肤更有光彩、更有弹性，坚持拍打，皮肤会逐渐告别枯黄苍白。

3. 滑利关节，让我们的身体更灵活

《黄帝内经·素问·痿论》中曰："宗筋主束骨而利机关也。"十二经筋是十二经气聚集在关节的体系，是其外周的连属部分。运行走向是从四肢末端向头部，行于体表，不入五脏六腑，主要在关节骨骼处积聚。适当拍打能约束骨骼，使十二经筋受到良性刺激，达到滑利关节的目的，让我们的身体更灵活，提高运动能力。

4. 消肿止痛，让我们的身体告别疼痛

人体遍布经络穴位，哪里疼拍哪里，拍打养生并不完全拘泥于某个穴位处，可以说坚持拍打身体淤堵疼痛的地方，不仅能使气血通畅，还能消肿止痛，散瘀祛毒，缓解身体长期劳累带来的疼痛感，达到疗伤治病、增强人体免疫力的目的。

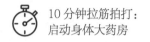
二、常见的拍打方法

拍打方法很多,一般来说,常见的方法包括以下几种:

1. 掌拍法

掌拍法在拍打治疗中是最常用的,就是用手掌拍打相应部位,五指并拢微屈成"虚掌"。掌拍法力度较大,一般适用于脂肪厚、面积大的胸、腰腹、背、臂、腿、臀等部位。

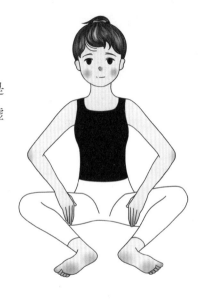

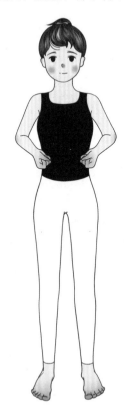

2. 拳捶法

拳捶法,即用空拳捶打的方法。操作时可手握空拳,伸直腕关节,用空拳的小指侧捶打,适用于各关节处、颈肩处、头部等部位。

3. 叩击法

　　叩击法，包括五指扣法、掌扣法等。五指扣法，指双手握空拳，五指并拢叩击某穴位或局部；掌扣法，指用手掌根部叩击某穴位或部位。叩击法一般适用于具体的穴位或小面积部位。

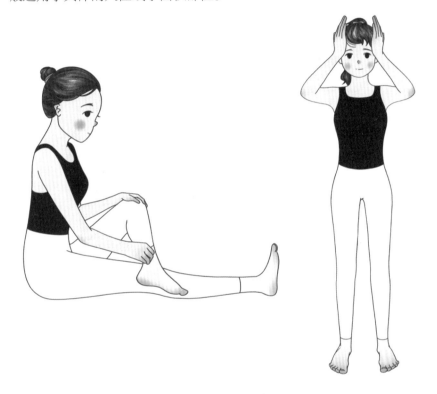

4. 弹指法

　　弹指法，指用手指弹打某穴位或部位，拇指压住中指的指甲盖处，用力将中指弹击出去。

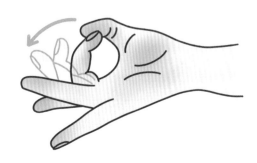

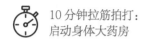
5. 劈砍法

　　劈砍法，指用手掌的侧面劈砍某个穴位或部位，仿佛刀砍模样，一般适用于手部穴位等。

6. 棒打法

　　棒打法，就是借用工具实现拍打的目的，如使用按摩锤等，一般适用于自己手够不着的背肩处。

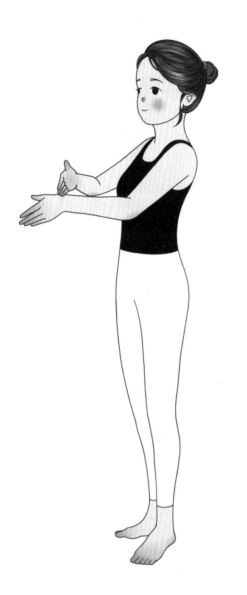

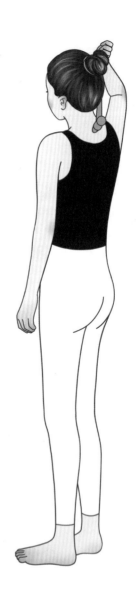

三、拍打的时间和频率因人而异

拍打疗法的时间和频率并无特别规定，一般根据个人体质自行调节，自我感觉拍打后通经活络、气血充盈、呼吸顺畅、身体更舒畅即可。

1. 养成规律拍打习惯

众所周知，拍打疗法可以有效地激活全身经脉气血。我们应该养成每天规律拍打的习惯，比如早中晚固定时间各一次，通过每天规律地拍打经络，可以更好地调理经脉气血，身体机制也会主动做出相应的调节，平衡阴阳。

2. 体质强者

身体体质好、免疫力强的人，可以经常拍打全身各处1~5分钟，舒经活络，可消除一整天的疲劳和焦虑。

3. 亚健康者

重点拍打保健部位或疼痛部位，反复拍打1~5分钟，每天可拍打多次，哪里疼拍打哪里。

4. 局部疼痛者

针对颈肩痛、腰痛、腿痛、肩周炎、膝关节痛等有明显疼痛或不适的部位，可根据自身情况重点拍打半小时以上，以感到自我舒适为度。

5. 大病患者

针对肩不能举、腿不能动，或中风后遗症患者，应重点拍打需康复的部位，时间与频率建议咨询专业康复人士。

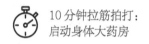
四、拍打的要领

拍打疗法虽然比较简单易操作，但也有一定要领，总的来说分为以下几点：

1. 力度适宜

拍打时要保证力度适宜，不要用蛮力，力度既要能够疏通经络，又要根据个人体质、病症部位不同而增减，不至于损筋伤络。拍打时尽量做到"重而不滞、轻而不浮、柔中有刚"。

2. 时间要持久

拍打养生并非一朝一夕就能看到效果，需长久坚持，每次拍打也需到位，以手感到疲劳、酸痛为止，手部实在无力可借助外力或工具等。

3. 拍打均匀

拍打时动作要有节奏，速度均匀，部位受压也要均匀，重点部位可重复拍打，头部、心脏部位应轻柔缓慢。

4. 全身放松

拍打时，应全身放松，心情平和，尽量做到体松、肩松、臂松、腕松、指松，自然呼吸。

5. 循经拍打

拍打时可以随意拍打全身的任何部位，哪里疼拍哪里。全身拍打时一般可循经拍打，或从上往下、从左往右，反复拍打，同时顺着肌肉有节奏地拍打。

五、身体部位的拍打顺序

人的身体各部位可按一定的顺序循序渐进地进行拍打养生，可以事半功倍。

1. 由上至下，先左后右

人体的阴阳平衡是阳气在上，阴气位下，拍打顺序可由上至下，清阳先升发，有利于促使浊阴沉降下行。人体正气是左升右降，左侧引领气机之升，右侧引领气机之降，所以拍打时可先左后右。

2. 拍打头面部

先轻拍头前后部，从头部前额轻拍到百会穴直至头后颈处风府穴。

再轻拍头部两侧，从头部前额两侧拍打至头后风池穴。

从上往下轻拍，同时可按揉、摩擦头面部穴位。拍打头面部避免用力，一定要轻柔缓慢。

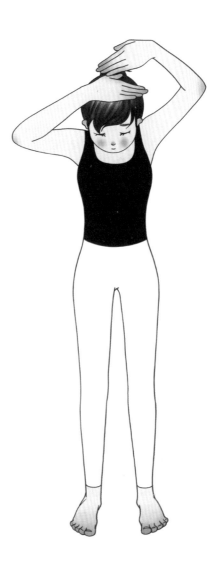

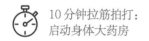
3. 拍打颈肩部

可由上而下拍打颈部前后侧，也可由左至右拍打颈肩两侧。

4. 拍打腰背部

由上而下、由左至右用掌心和拳反复拍打和捶肩背部至腰臀部。再用掌背或掌心拍打背部中央的督脉。

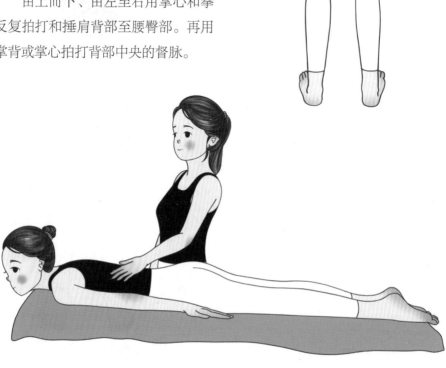

5. 拍打胸腹部

胸腹部包含了心肺、任脉、足阳明胃经、足少阴肾经、足太阴脾经、足厥阴肝经等经络。可用手掌先轻拍胸部两侧，由两侧锁骨处开始，经过两胁时，由腋下拍打至侧胯部，再由侧胯部拍打至侧腹部，可顺拍亦可上下反复拍打。再从胸部中央（任脉）处轻拍至腹部前侧，可顺拍亦可上下反复拍打。

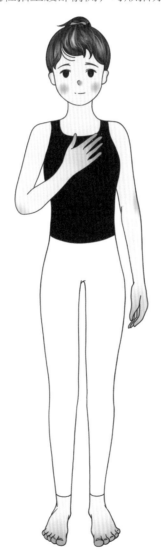

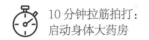
6. 拍打双臂

手臂包含了心包经、肺经、心经、大肠经、小肠经、三焦经，拍打手臂内侧时，全部从上往下拍打，而拍打外侧时，全部从下往上拍打。

先用右手拍打左肩部、手臂、肘部、手腕、手背外侧，再沿着手背、手腕、手臂、肘部，回拍到肩部。再换另一侧手臂拍打。

7. 拍打腿部

拍打腿部外侧时，全部从上往下拍打，而拍打内侧时，全部从下往上拍打。

先用掌心拍打尾椎部至臀部，然后用掌心沿着腿部、膝盖外侧、脚踝部缓慢移动拍打。再从脚踝部沿双腿内侧拍起，包括双腿内侧，膝盖内侧，以及膝盖后的腘窝，先拍打阳经再拍打阴经。

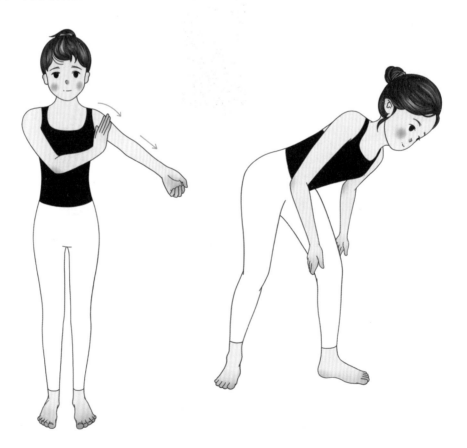

六、拍打的注意事项

拍打养生的注意事项如下：

1. 亦有讲究

拍打养生不受时间、场所限制，但为了更好的效果，也有讲究，比如室内拍打时，温度要适中，过低易受凉，过高易出汗，冬季避免冷风直吹，夏季避免电扇或空调直吹。

拍打时间尽量选择饭前1小时或饭后1～2小时，晚上10点后身体各脏腑进入休眠状态，不建议再进行拍打。

2. 补充水分

拍打前后饮一杯温水，及时补充水分，可促进新陈代谢，加快毒素排出。

3. 忌冲凉水澡

拍打后若出汗甚多，建议1～3小时后再淋浴，同时忌冲凉水澡。

4. 应急处理

如果拍打时，出现心悸心慌、头晕目眩、面色发白、脉搏过快、心跳加速等反应，应及时停止拍打，饮用温水，躺卧休息。若症状加重，请及时就医。

5. 不适宜拍打的病症

身体有急性创伤或严重感染的部位，不宜使用拍打，以免引起出血。有心脏病、高血压等的患者拍打时尽量轻柔缓慢。

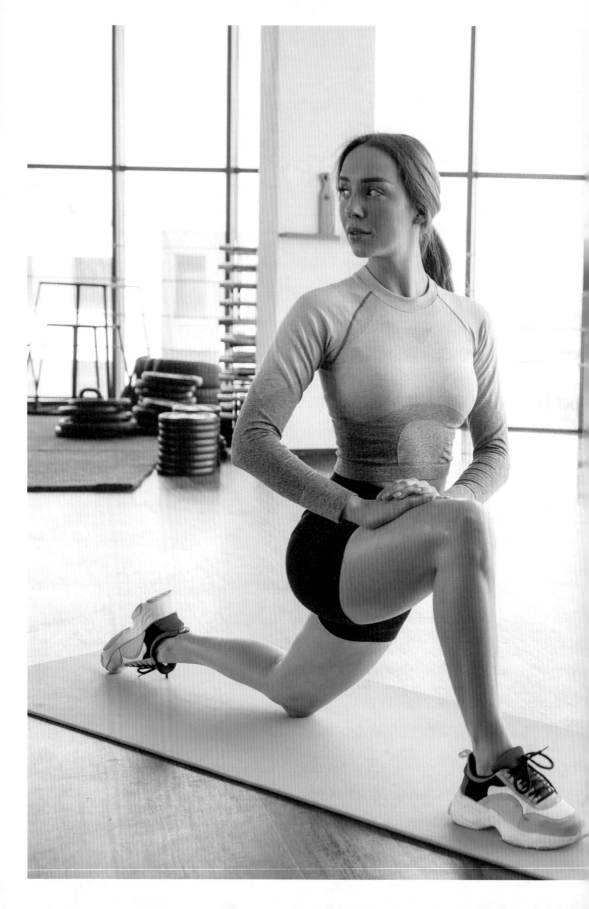

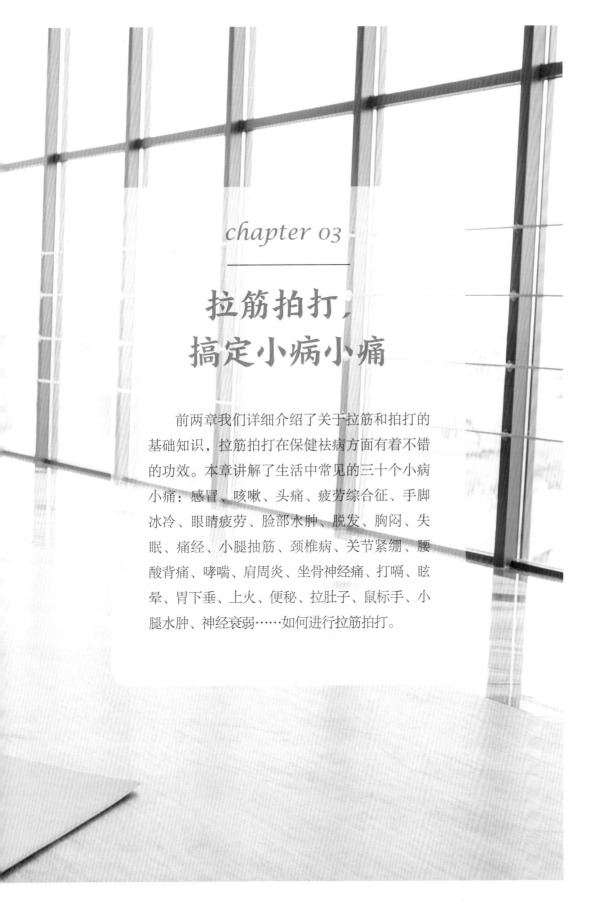

chapter 03

拉筋拍打，
搞定小病小痛

前两章我们详细介绍了关于拉筋和拍打的基础知识，拉筋拍打在保健祛病方面有着不错的功效。本章讲解了生活中常见的三十个小病小痛：感冒、咳嗽、头痛、疲劳综合征、手脚冰冷、眼睛疲劳、脸部水肿、脱发、胸闷、失眠、痛经、小腿抽筋、颈椎病、关节紧绷、腰酸背痛、哮喘、肩周炎、坐骨神经痛、打嗝、眩晕、胃下垂、上火、便秘、拉肚子、鼠标手、小腿水肿、神经衰弱……如何进行拉筋拍打。

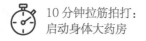
一、感冒

这里指常见的普通感冒，多由急性上呼吸道病毒性感染引起，主要症状包括咳嗽、流涕、打喷嚏、鼻塞等。潜伏期1~3天，早期以鼻部炎症为主，如打喷嚏、鼻塞、流清水样鼻涕、咽干咽痒或有烧灼感。2~3天后鼻涕变稠，出现咽痛、流泪、声哑、呼吸不畅等症状。轻者无发热及全身症状，重者则会发热、畏寒、头痛，浑身乏力。对于感冒不适，按摩叩击相关穴位可宣肺通窍、清热解毒、祛风散寒、通络止痛、缓解鼻塞。

 操作指南

1. 轻拍百会穴

略低头，双手以掌心或指尖交替缓慢轻拍百会穴约2分钟，以微感疼痛为宜。

TIPS

百会穴位于头顶正中线与两耳尖连线的交点处。汇聚经脉之气，是调节大脑功能的要穴，按摩此穴有升阳益气、健脑醒神、缓解头痛的功效。

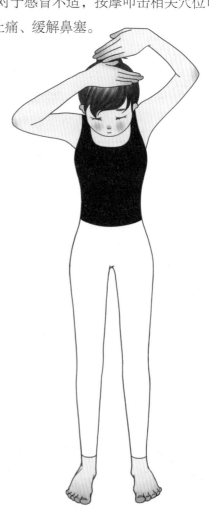

2. 慢揉太阳穴

双手掌根放在两侧太阳穴上，轻轻揉动约1分钟。力度切记温和。

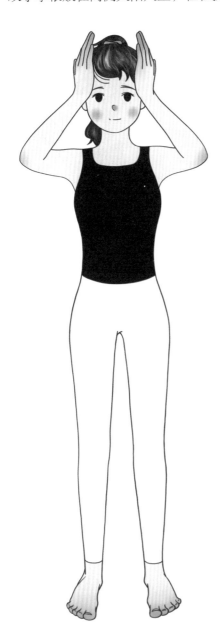

TIPS

太阳穴位于耳廓前面，前额两侧，外眼角延长线的上方。按摩太阳穴具有清肝明目、通络止痛的作用，由于是经外奇穴，力度一定要缓慢柔和，切记不可用力拍打、重按。

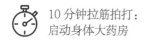
3. 拍打风池、风府二穴

双手握空拳，分别放在后脑下方的风池穴上，缓慢交替拍打穴位约1分钟。

再以一只手握空拳放在后脑下方的风府穴上，轻柔扣打穴位约1分钟。

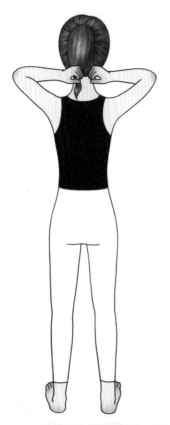

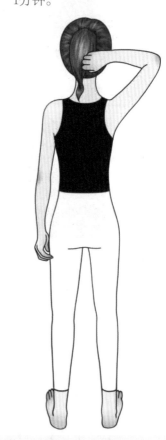

TIPS

风池穴位于后颈部，枕骨下，两条大筋外缘陷窝中，与耳垂齐平。按摩此穴具有祛风散寒、宣肺解表功效。

风府穴与风池穴相近，用手摸后脑至颈部凸起的骨头下面凹陷处。聚有督脉之气，按摩此穴有散风吸湿的作用。

4. 手指轻叩迎香穴

双手食指放在鼻翼两侧的迎香穴位上，轻轻叩击两侧穴位约1分钟，然后再按摩揉动1分钟，以出现酸痛感为宜。

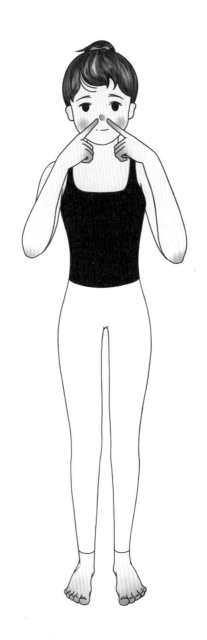

TIPS

迎香穴位于鼻翼外缘中点旁开0.5寸，当鼻唇沟中间。可治疗各种鼻部病症，按摩此穴具有宣肺通窍、缓解鼻塞的功效。

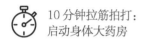
二、头痛

头痛是常见的疾病之一，发作时很痛苦。痛感有轻有重，时间也有长有短。普通头痛一般会自行缓解，偏头痛则多属于遗传性质，较难治愈，还有一些头痛则是重病的前兆，如高血压、动脉硬化等。常见症状有头涨痛、闷痛、撕裂样痛、针刺样痛、头部紧箍感、头晕恶心等。头为"诸阳之会，百脉所通"，若头痛难耐，可拍打阿是穴，哪里疼拍哪里，可疏经活络、益气止痛。

 操作指南

1. 劈砍列缺穴

左手伸出，手腕弯曲，右手竖起，以手掌尺侧的小鱼际劈砍穴位1~2分钟。换另一侧穴位。

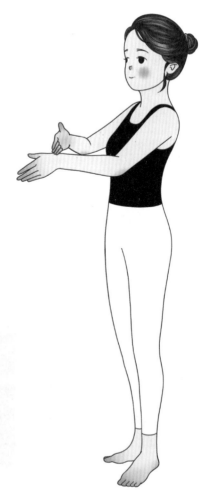

TIPS

列缺穴位于前臂桡侧缘，腕横纹上1.5寸处，肱桡肌与拇长展肌肌腱之间。按摩此穴具有醒神止痛、通经活络的功效。

2. 叩击头维穴

双手握空拳，分别放在前额两侧的穴位上，以两拇指关节处发力缓慢叩击穴位约1分钟。

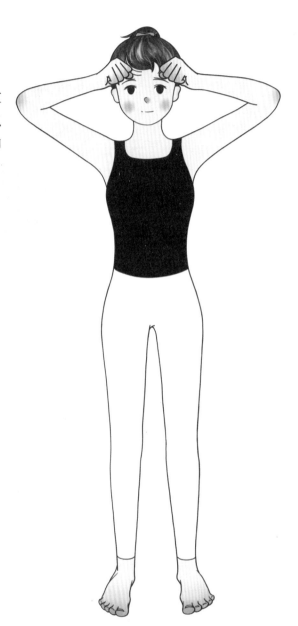

TIPS
头维穴位于头侧部发际里，当额角发际上0.5寸（一指宽）。按摩此穴具有清脑止痛、调节脑神经的功效。

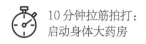
3. 叩打神庭穴

一手握空拳放在前额
神庭穴位置上，轻轻叩打
1～2分钟。

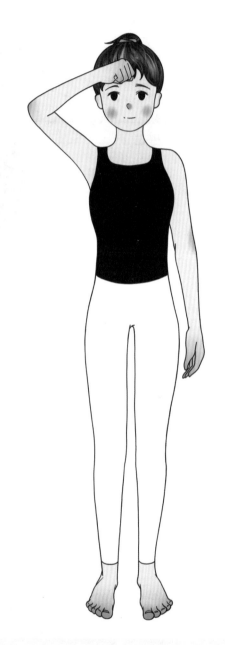

TIPS 神庭穴位于头部发际正中线上，前发际上约0.5寸处。按
摩此穴具有醒脑宁神、止痛降逆的功效。

4. 拍打阿是穴

可以先用手指或掌根按揉两侧太阳穴1～3分钟，然后再以双手轻轻拍打疼痛的部位2分钟。

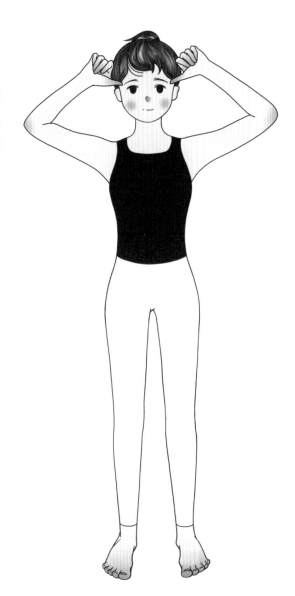

TIPS

阿是穴，既不是经穴，也不是奇穴，只是在按压痛点处取穴；一般在病变部位附近，也可在距离病变部位较远的地方。按揉拍打阿是穴，可刺激经络，促进血液循环，缓解头痛。

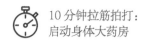
三、慢性疲劳综合征

慢性疲劳综合征通常表现为全身乏力、无精神，常感疲劳、睡眠差，还伴有记忆力下降、注意力不集中、肌肉酸痛等症状。心理压力过大、精神紧张、身体过度劳累、免疫力下降、病毒感染、亚健康状态等因素均会引起。

 操作指南

1. 拍打下肢

双手放在小腿两侧的足三里穴上，拍打约2分钟。然后沿上巨虚穴—丰隆穴—解溪穴拍打整个下肢约2分钟，可调理脾胃经、补中益气、消除疲劳。

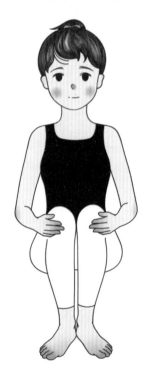

TIPS

足三里穴位于小腿前外侧，当犊鼻下 3 寸，距胫骨前缘一横指（中指）。按摩此穴有调节机体免疫力、强身健体、补中益气、通经活络的功效。

2. 踮脚拉筋

站位，两手叉腰，身体放松，吸气时将双脚跟抬起，保持3～10秒，呼气时还原。注意不要含肩驼背，身体放松，感受脚背和膝盖的拉伸，每天可做多组。

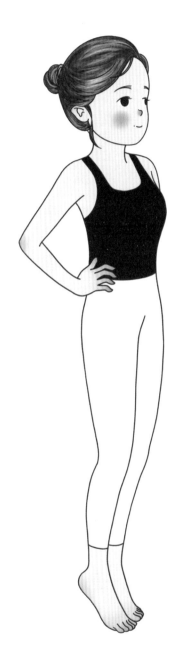

TIPS

踮脚拉筋可增强小腿后侧肌肉弹性，使血液流通顺畅，消除久坐后的疲劳，还可以驭气上行、温补肾脏。

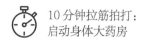
3.拍打章门穴

双手放在腹部两侧的章门穴上，力度由轻变重，交替拍打2~3分钟。

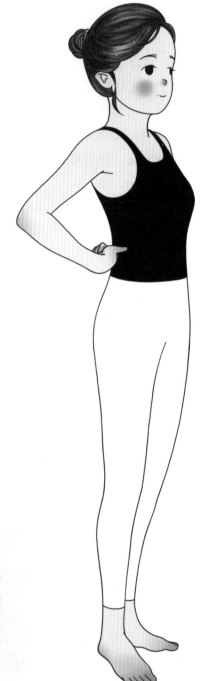

TIPS

章门穴位于侧腹部、腋中线上，第十一肋游离端的下方，是脾脏募穴。按摩此穴具有疏肝理气、活血化瘀，健脾散结的疗效。

4. 叩打中府穴

双手空握鸡蛋的姿势放在两
侧中府穴上，用指尖发力，叩打
穴位2~3分钟。

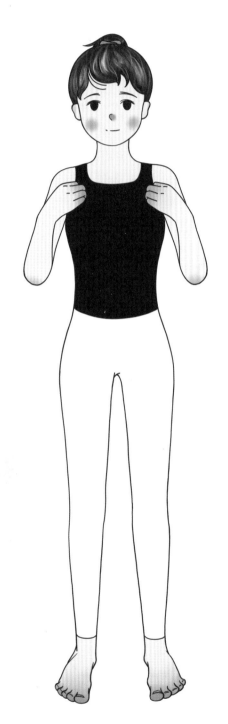

TIPS

中府穴位于胸前壁
的外上方，平第一肋间
隙，距前正中线 6寸，
是肺经大穴。按摩此穴
可调理内息、宣肺理
气、减轻胸闷、行气解
郁，还能疏通中焦淤积
之气、强化淋巴循环、
促进血液流通。

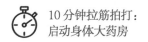
四、手脚冰冷

女性在寒冬或空调屋里常感到手脚冰冷，主要原因是心血管系统障碍或体寒，心血管系统功能不足，会影响血液运行输送到四肢。中医认为，手脚冰冷则多因气血虚弱，"阳虚"或"肾阳虚"。阳气是生命之本，扶阳固本、调理气血是治疗手脚冰冷的根本。

 操作指南

1. 叩击太溪穴

坐位，把要按摩的脚放在另一条腿的膝盖上。一手扶住膝盖，另一手握住脚踝，五指并拢反复叩击太溪穴位1~3分钟。换另一侧穴位，力度以出现胀痛感为宜。

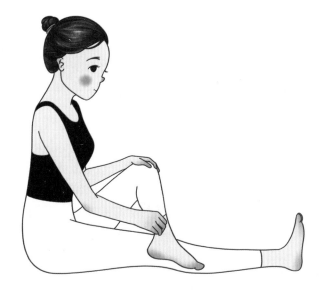

TIPS

太溪穴位于足内侧，内踝后方，内踝尖与跟腱之间的凹陷处，是肾经原穴，肾脏元气聚集的部位。按摩此穴可滋阴益肾、壮阳强腰、益气固本、强身健体。

2.拍打大腿—小腿内侧肾经

双手放在大腿内侧，沿内侧肾经拍打至脚部涌泉穴位置，反复拍打2～3分钟。

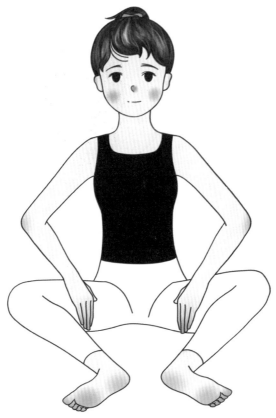

TIPS 　　足少阴肾经为肾之经脉，主要循行于下肢的内侧和躯干的前面，拍打大腿—小腿内侧的肾经可壮阳强肾、促进腿部血液循环，缓解腿部、脚部冰冷。

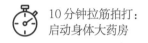
3. 按揉关元穴

双手搓热，叠掌放在穴位处，反复按揉2~3分钟。

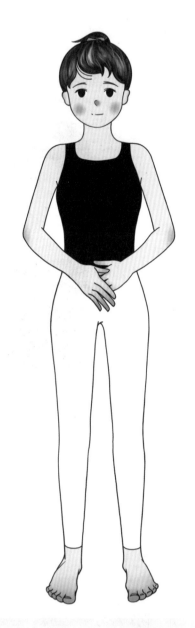

TIPS

关元穴位于脐下 3 寸（约四指），腹中线上。按摩此穴
可培肾固本、温阳补气、调理月经、缓解手脚冰冷。

4. 四肢拉筋

跪姿位，腰背挺直，双腿并拢脚背朝下，臀部端坐在双脚脚后跟上。吸气，双手十指交叉向上伸直，保持20～30秒。呼气后还原，每组3～5次。

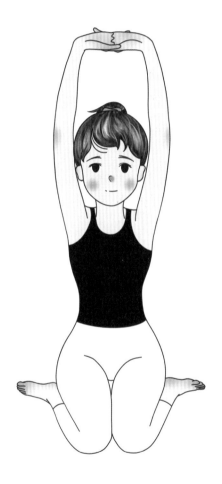

TIPS

该拉筋运动可加速四肢的血液循环，疏通经络。

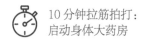
五、眼睛疲劳

眼睛疲劳多因用眼过多、眼睛休息不足，如长期熬夜、看手机电脑时间长、看书习惯不好等不良习惯导致的。屈光不正、干眼症的患者也很容易眼睛疲劳。眼睛疲劳会引起眼睛干涩、困乏、流泪、模糊不清、黑眼圈、眼肿等症状。缓解眼睛疲劳最有效的方法就是合理用眼，少看电子产品，用眼时间超过30分钟，就往远处眺望几十秒，平时多做眼部运动。

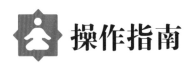 **操作指南**

1. 按揉睛明穴

闭眼，用食指或拇指指腹按住两侧睛明穴，向鼻根方向揉压1分钟。工作劳累时或熬夜眼睛不适时，可随时随地按揉该穴位缓解眼睛疲劳。

TIPS

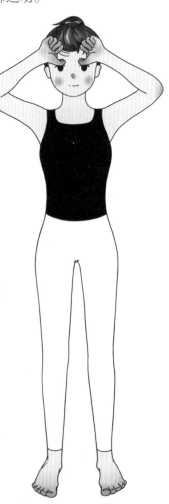

睛明穴位于鼻梁两侧，目内眦（眼内角）角稍上方凹陷处（目内眦旁开0.1寸）。按摩此穴可清热明目、通经活络、加快眼部血液循环、缓解眼睛疲劳。

2. 轻刮眼眶

先以两手拇指指腹按揉太阳穴1分钟，再以两手食指第二节内侧轻刮眼眶上下约1分钟。

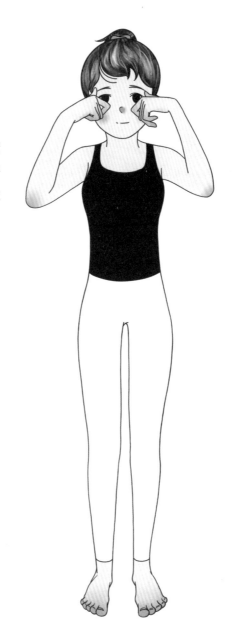

TIPS

轻刮眼眶四周时，力度由轻渐重，宜慢不宜快。上侧可从眉头开始到眉梢为止，下侧从内眼角开始按摩到外眼角为止。

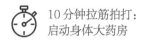
3. 热敷眼睛

闭眼，用40℃左右的热毛巾或蒸汽眼贴敷在眼睛上，约敷5分钟。热敷可加快眼周血液流通，缓解视疲劳。

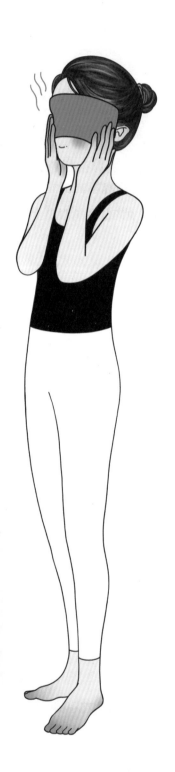

TIPS　盯着电子屏幕时间过长时，可多眨眼缓解视疲劳。同时，保持充足的睡眠，多吃含维生素A、维生素C等的水果蔬菜，注意眼部卫生，这些都可以缓解视疲劳。

4. 轻叩攒竹穴

　　双手呈空握鸡蛋的姿势放在眉头两侧攒竹穴上，用指尖发力，轻轻叩击穴位2~3分钟。

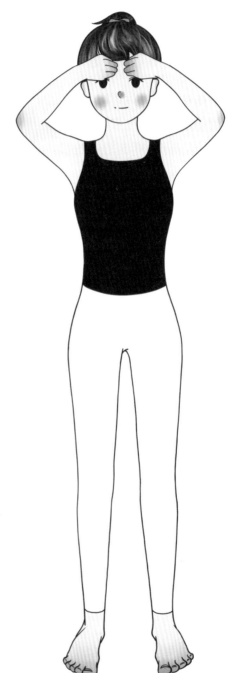

TIPS

　　攒竹穴位于眉毛内侧端，眼眶骨上的凹陷处。按摩此穴具有清热明目、祛风通络的作用。

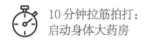
六、脸部水肿

脸部水肿，常因水分淤积无法排出所致，急慢性肾炎或心、肺等疾病以及营养不调、工作劳累繁忙、压力大、睡眠不足等因素，也会导致脸部水肿。消除脸部水肿，可轻拍脸部，刺激脸部循环，加快毒素排出。

 操作指南

1. 洗脸巾轻拍脸部

早晚洁面后，用手掌或洗脸巾沾一些爽肤水，轻轻地反复拍打整个脸部2～3分钟，力度以舒适为宜。

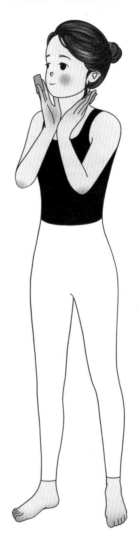

TIPS 可以用爽肤水，也可以用清水，以此让脸部保湿，既可促进血液循环，又能增强肌肤弹性。

2. 按揉至营穴

　　用手掌按压在至营穴上，按顺时针或逆时针方向各按揉2~3分钟。

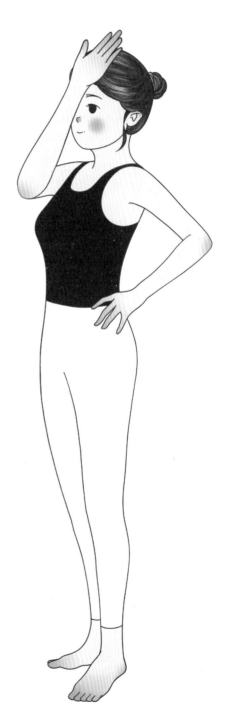

TIPS

　　至营穴，又称目窗穴，位于头顶，前发际上1.5寸，头正中线旁开2.25寸，是足少阳胆经的常用腧穴之一。按摩此穴有祛风消肿、清头明目、缓解视疲劳的作用。

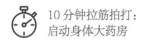
3. 轻压地仓穴

双手张开，以拇指指尖分别按压嘴
角两侧的地仓穴1~2分钟。

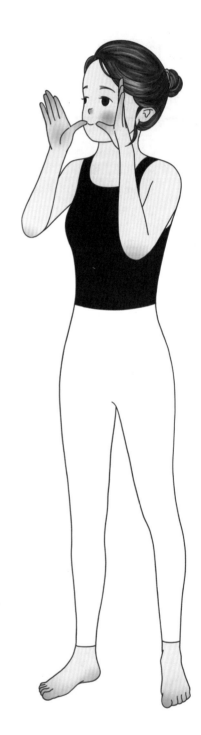

TIPS　　地仓穴位于口角外
侧，上直对瞳孔，可分流
胃经地部经水。按摩此穴
可调节肠胃、疏通筋脉。

4. 提拉耳廓

双手拉住双耳廓，分别向上下、左右两侧等方向拉扯各20~30秒。力度以舒适为宜。同时可发出"啊咦"的声音刺激耳淋巴。

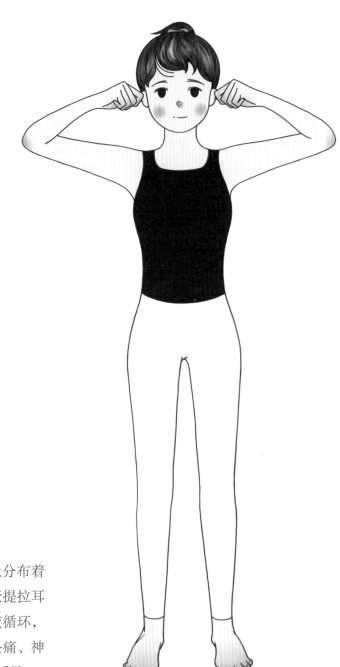

TIPS

人体的耳朵上分布着几十个经络，每天提拉耳廓可调节脸部血液循环，强健肾脏，改善头痛、神经衰弱，增强睡眠质量。

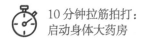
七、脱发

　　一般正常人脱落的头发都是处于退行期及休止期的毛发，毛发脱落和生长处于动态平衡。而头发异常或过度脱落，如呈斑片状脱落、秃发斑等，则称为病理性脱发。中医认为，发为血之余，脱发多因血虚导致，如产后、贫血等脱发。肾其华在发，肝肾同源，肝肾不足也会引起脱发。治疗脱发应补气益血、滋补肝肾，可常按摩头皮，促进头部血液循环。

 操作指南

1. 轻揉百会穴

　　低头，将手掌放在头部，以指腹轻轻按揉百会穴，以顺时针或逆时针分别揉动 1～2分钟，力度由轻到重再至轻，以感到酸胀为宜。

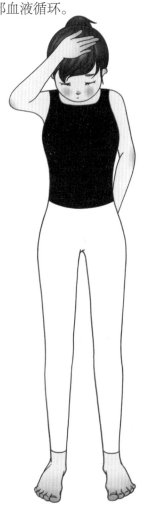

TIPS

　　百会穴位于头顶正中线与两耳尖连线的交点处，是人体各经阳气汇聚处。按摩此穴有升阳益气、调节阴阳平衡、补肝肾通经络的作用。

2.轻叩头皮

双手指尖轻轻地叩
敲整个头部，然后用指
腹按摩头皮3~5分钟。

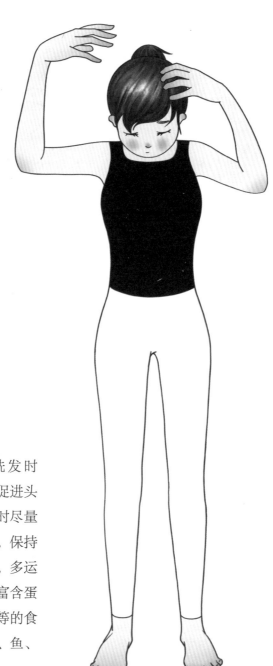

TIPS

脱发多者，洗发时
可适当按摩头部，促进头
部血液循环，梳头时尽量
轻柔，少烫发染发，保持
精神舒畅，少熬夜，多运
动，忌烟酒，多食富含蛋
白质、铁、锌、碘等的食
物，如牛奶、鸡蛋、鱼、
动物肝脏等。

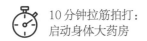
3. 按压颈肩部

双手拇指分别按压
耳后脖颈的凹陷处，并
缓慢沿脖颈往下移动，
按压至颈部后。

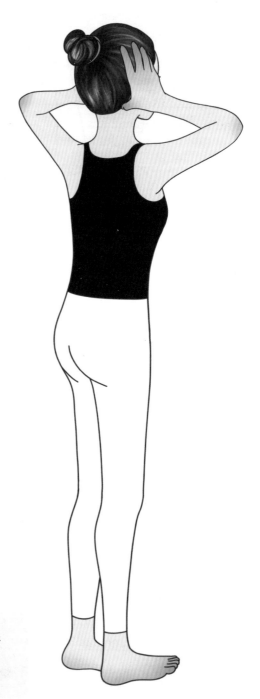

TIPS　　常按压颈肩部可舒筋活
络、促进头部血液循环。

4. 捶打后颈部天柱、风池两穴

双手握空拳，分别放在后颈部的天柱、风池穴位上，缓慢交替拍打后颈部1~2分钟。

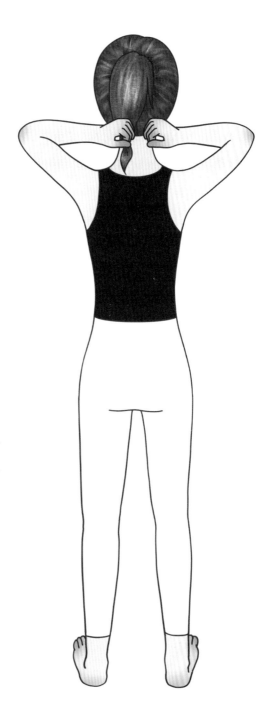

TIPS

天柱穴位于后颈部斜方肌外缘与后发际相交处的凹陷中，体内气血流经此处供养头部。按摩此穴可行气活血、疏经通络。

风池穴位于后颈部，枕骨下，两条大筋外缘陷窝中，与耳垂齐平。按摩此穴具有祛风散寒、宣肺解表的功效。

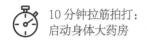
八、胸闷

胸闷、气短常见于亚健康状态，有时候觉得呼吸费力、胸闷喘不过气来。轻者可短时间自行恢复，重者还伴有胸痛、心悸、恶心呕吐等。呼吸道、肺部、心脏等疾病均可引起。治疗胸闷气短应按揉相关穴位宽胸理气。

 操作指南

1. 捶打大包穴

两手握空拳放在侧胸部的大包穴位上，反复捶打1~3分钟。

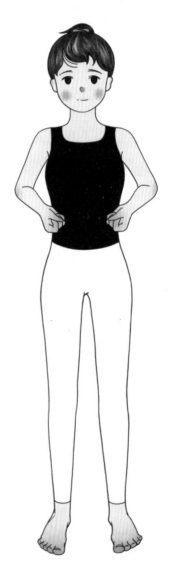

TIPS　　　大包穴位于侧胸部，腋中线上，当第六肋间隙处，属足太阴脾经穴，统络阴阳诸经，无所不包、无所不容。按摩此穴有宣肺理气、宽胸益脾的作用，可帮助缓解胸闷气喘。

2. 掌拍膻中穴

一手掌心放在胸部中间的膻中穴上，轻轻地用掌心轻拍穴位1~3分钟。

TIPS

膻中穴位于前正中线上，两乳头连线的中点，是心包募穴又是任脉、足太阴、足少阴、手太阳、手少阳经的交会穴。按摩此穴可宽胸顺气、止咳平喘、调节神经功能、扩张冠状血管及消化管内腔直径，能有效治疗胸闷气短、心悸、哮喘、心绞痛等各类"气"病。

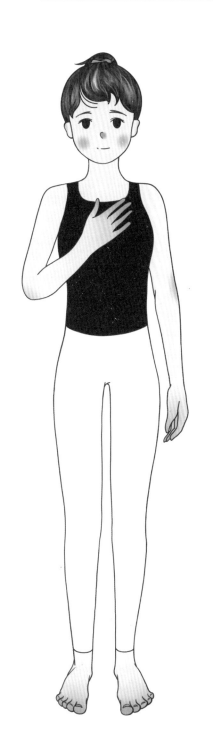

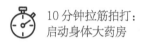
3. 拍打曲泽穴

左手屈肘，右手握拳拍
打肘部的曲泽穴3~5分钟。
换另一侧穴位拍打。

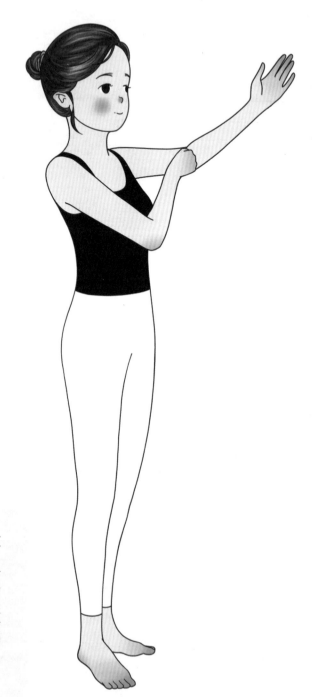

TIPS　曲泽穴位于肘横纹
中，当肱二头肌肌腱的尺
侧缘，属手厥阴心包经的
常用腧穴之一。按摩此穴
有活血化瘀、清暑泄热的
作用。

4. 手臂拉筋

　　站位，腰背挺直，双手向后伸直，十指交叉于身后，吸气时手臂向上拉伸，保持20～30秒。每组拉筋3～5次。

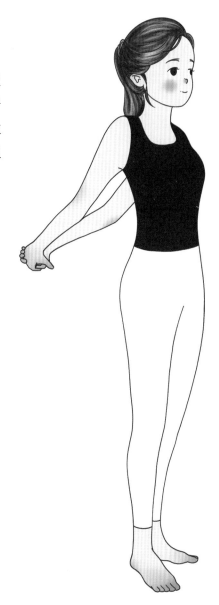

TIPS　　手臂向后的拉筋运动可宽胸理气、促进心肺功能、疏解心内郁结。

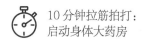

九、失眠

失眠通常指无法入睡或无法保持睡眠状态，常见于神经衰弱、压力大、精神焦虑者。轻度失眠表现为入睡困难，时睡时醒，睡眠质量差；重度失眠则彻夜失眠，头脑清醒。长期睡眠不足会导致内分泌严重失调，精神困倦，注意力不集中，人体免疫力下降。中医认为，失眠皆因思虑过多、气血不足、心神失养所致。拍打治疗应补益心、脾、肾，镇惊安神。

操作指南

1. 按揉神门穴

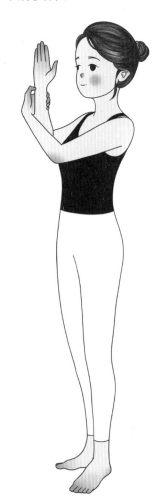

用拇指指尖垂直按揉穴位1～3分钟，以出现酸痛感为宜。两手穴位可交替按，睡前按摩最佳。

TIPS

神门穴位于手腕部，手腕关节手掌侧，尺侧腕屈肌肌腱的桡侧凹陷处，为掌管心神出入之所，是心经原穴，脏腑元气留止于此。按摩该穴具有调节神经、养心安神、补益心气、疏解神志、帮助睡眠的功效。

2. 手臂拉筋

盘腿而坐，腰背挺直，双手伸直于头顶交叠，保持20～30秒。每组3～5次。

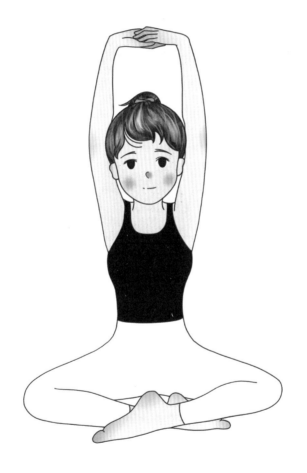

TIPS　　手臂向上拉筋可宽胸理气，缓解背部、颈肩、手臂部位的不适，按摩此穴有助于平复心情、帮助睡眠。

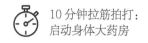
3. 拍打三阴交穴

两手放在两腿的三阴交穴位上，分别以顺、逆时针拍打、揉按2~3分钟。

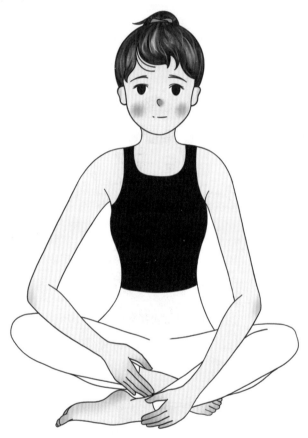

TIPS　　三阴交穴位于小腿内侧，踝关节上3寸，是足太阴脾经、足少阴肾经以及足厥阴肝经的交会处。按摩该穴具有调理脾胃、补益肝肾、行气活血、疏经通络、保健益寿的功效。

4. 推拿头颈肩部

用手掌反复推拿提捏肩部—颈部—头部的肌肉，可促进头颈部血液循环、改善睡眠。

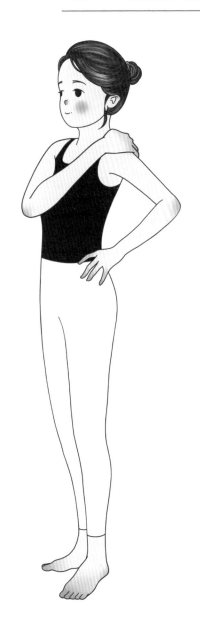

TIPS

通过推拿整个头颈肩部可缓解精神紧张、放松头部、促进入眠。睡眠差者应养成按时睡眠的良好习惯，忌熬夜，需饮食规律，睡前不饮用浓茶或咖啡等，可用温水泡脚。

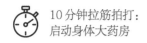

十、痛经

痛经也是女性月经期绕不开的常见病症之一。指行经前后或月经期出现下腹部疼痛、坠胀，伴有腰酸，重症者会恶心呕吐、腹泻、面色苍白。中医认为，痛经多因情志郁结，或经期受寒，导致经血滞于胞宫；或体质素弱，胞脉失养引起。按摩拍打经络穴位可促进血液循环，缓解痛经。

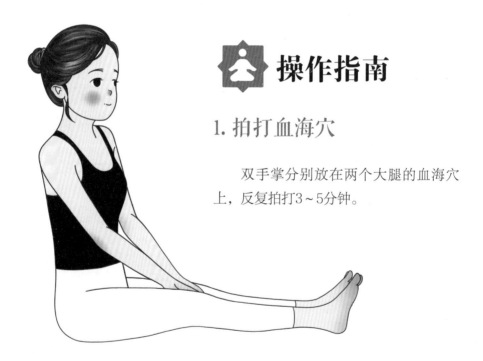

操作指南

1. 拍打血海穴

双手掌分别放在两个大腿的血海穴上，反复拍打3~5分钟。

TIPS

血海穴位于大腿内侧，髌骨内侧端上2寸，当股四头肌内侧头的隆起处，是脾经上活血化瘀、通络止痛的要穴。按摩该穴可健脾化湿、调理经血、缓解痛经症状。

2. 弯腰拉筋

坐位，腰部挺直，双脚掌相对，双手放在双腿膝盖上，吸气，双手带动上半身向下压，两小臂及手掌贴地，直至额头靠近手背，保持5~20秒，呼气还原。每组拉筋3~5次。

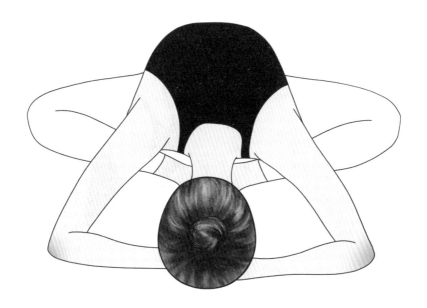

TIPS

弯腰拉筋时尽量下压双膝，尽量把大腿贴在地上。按摩此穴可促进腹部子宫内血液流通，缓解痛经。

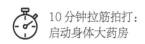

3. 按揉复溜穴

用两个拇指放在脚踝处的两侧穴位上推按1～3分钟，以出现酸痛感为宜。

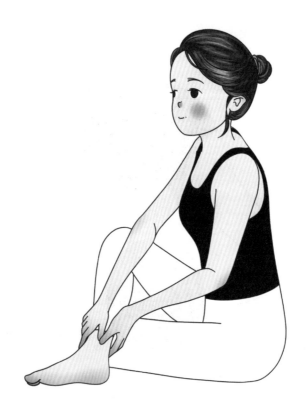

TIPS　　复溜穴位于小腿内侧，太溪穴直上2寸，跟腱的前方，属
足少阴肾经。按摩此穴可补肾温阳，缓解女性下焦冷、痛经、
手脚水肿等。

4. 叩击涌泉穴

左脚抬起放在右大腿上，右手的五指并拢反复叩击左脚底的涌泉穴3~5分钟。换另一侧脚底穴位叩击。

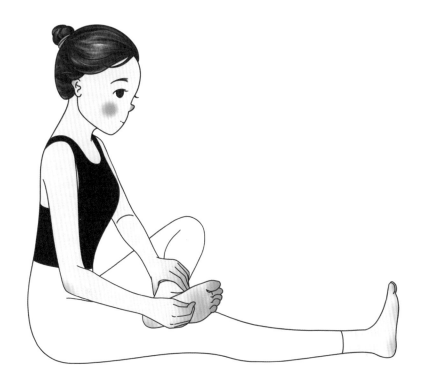

TIPS　　涌泉穴位于脚掌下，第二、三趾缝纹头端与足跟连线的前1/3处，是足少阴肾经的常用腧穴之一。按摩此穴可滋阴益肾、平肝熄风。

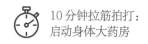
十一、小腿抽筋

腿抽筋，又称肌肉痉挛，是肌肉自发性的强直性收缩现象，多发生于腿部或足部，其中小腿抽筋最为常见，大多由腓肠肌痉挛所引起，发作时会有酸胀或剧烈的疼痛。局部寒冷刺激、游泳、疲劳过度、睡眠不足、缺钙、睡眠姿势不好都会引起小腿抽筋，一般会持续几秒钟到十几分钟不等，大约75%的腿抽筋发生在夜晚睡觉时。

 操作指南

1. 拍打阳陵泉穴

双手分别放在两个小腿外侧的阳陵泉穴上反复拍打1~3分钟。

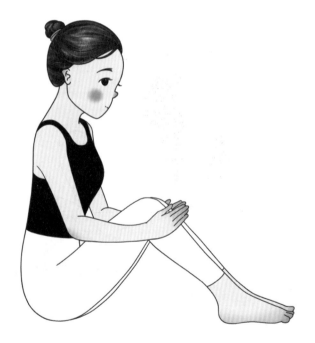

TIPS

阳陵泉穴位于小腿外侧，当腓骨小头前下方凹陷处，是足少阳之脉所入为合的合上穴，为八会穴之筋会。按摩此穴有舒筋活络、强健腰膝的作用。

2. 捶打委中穴

坐在凳子上，两腿伸直放在与凳子同高的另一凳子上，双手握拳绕到两腿的膝窝处反复捶打委中穴3~5分钟。

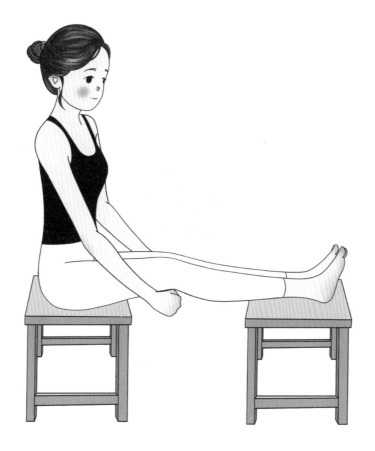

TIPS

委中穴位于腘横纹中点，当股二头肌肌腱与半腱肌肌腱的中间，即我们常说的膝窝处，该穴位是足太阳膀胱经的常用腧穴。按摩此穴可散瘀活血、清湿排毒、活经通络。

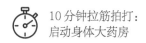
3. 拍打足三里穴

双手放在小腿两侧的足三里穴位置,拍打2~4分钟。

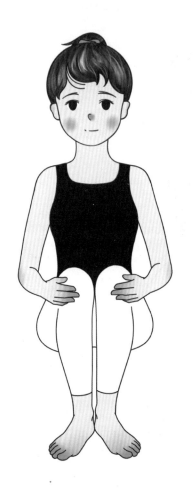

TIPS

足三里穴位于小腿前外侧,当犊鼻下 3 寸, 距胫骨前缘
一横指(中指)。按摩此穴有调节机体免疫力、强身健体、补
中益气、通经活络的功效。

4. 翘腿绷脚

坐位，腰背挺直，把右腿放在左腿上呈"4"字形，左手抓住右脚背或脚趾处用力拉伸，感受小腿前侧胫骨前肌的伸展，保持40～60秒。然后换左腿练习。如果要加大拉伸效果，可以把手扳的位置靠近脚趾，拉伸力量由小到大。

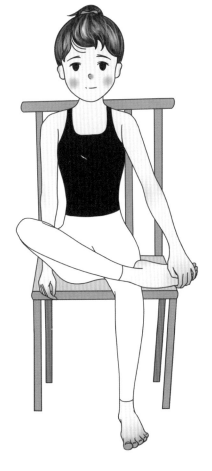

TIPS 该方法可有效拉伸小腿前侧肌肉力量，缓解小腿肌肉紧张、酸痛，促进小腿部的血液循环，预防小腿抽筋。

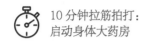
十二、关节紧绷

关节紧绷僵硬，常指正常关节的屈伸、旋转等功能不足，伴有肢体僵硬、紧绷、疼痛及关节不利，活动范围减小，又称为痹症，主要受风、湿、寒三邪淤积成病，肌肉与筋膜长时间粘连或一些关节疾病也会引发。治疗关节紧绷，可局部按摩、理疗、中药外敷、手法拍打松解关节粘连。

操作指南

1. 拍打膝关节—小腿部

双手搓热放在膝关节处，沿着小腿前后侧反复拍打，拍打至膝窝处的委中穴以及承山穴时停留按揉1~3分钟。

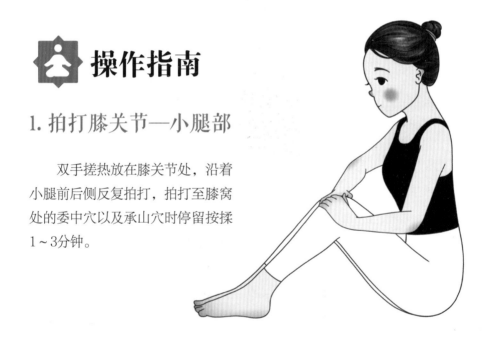

TIPS

委中穴位于腘横纹中点，当股二头肌肌腱与半腱肌肌腱的中间，即我们常说的膝窝处，该穴位是足太阳膀胱经的常用腧穴。按摩此穴可散瘀活血、清湿排毒、活经通络。

承山穴位于小腿后的肌肉出现"人"字交叉处。按摩此穴可通经活络、散寒祛湿，缓解肌肉紧张，消除疲劳感。

2. 拍打后肩部

双手搓热后分别放在两侧后肩部，反复拍打3～5分钟，力度由轻至重，在自己承受范围内可稍微大一点。重点拍打按揉肩中俞和肩井两穴。

TIPS

肩中俞穴位于后肩部，当第七颈椎棘突下，旁开2寸，该穴位靠近肺脏。按摩此穴可宣肺解表、疏通筋脉、缓解肩背疼痛及肩关节不利。

肩井穴位于后肩部，当大椎穴与肩峰端连线的中点上，前胸部正对乳中，该穴位是足少阳胆经穴位。按摩此穴有行气活血、祛风通络、疏通筋脉、缓解颈肩僵硬疼痛的功效。

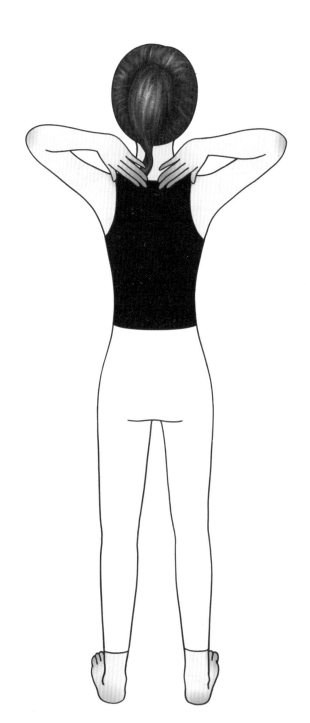

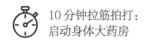
3. 捶打手肘部

一手屈肘，另一只手握空拳反复捶打手肘部3～5分钟，力度轻柔，曲池穴和手三里穴重点捶打和按揉。换另一侧及穴位捶打按揉。

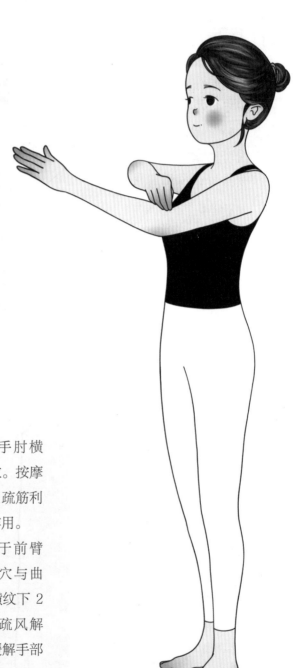

TIPS

曲池穴位于手肘横纹外侧端前缘部位。按摩此穴有散瘀消肿、疏筋利节、活血通络的作用。

手三里穴位于前臂背面桡侧，阳溪穴与曲池穴连线上，肘横纹下2寸。按摩此穴可疏风解表、调理肠胃、缓解手部关节僵硬疼痛。

4. 叩打合谷穴

一手五指张开，另一手食指弯曲用第二指关节顶住虎口处的合谷穴按压叩打2~3分钟。换另一侧穴位叩打。

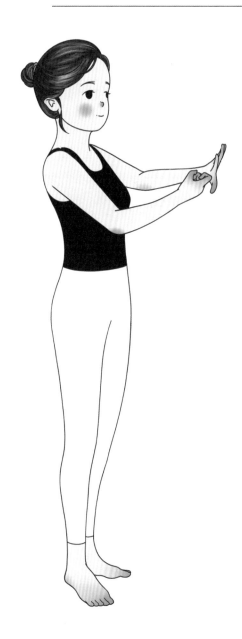

TIPS 合谷穴位于手虎口处，第一、二掌骨间，第二掌骨桡侧的中点，该穴位是大肠经原穴。按摩此穴具有镇静止痛、通经活络、清热解表、缓解手关节僵硬疼痛的作用。

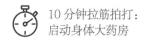
十三、颈椎病

颈椎病，又称颈椎综合征，主要由于颈椎长期劳损、骨质增生，或椎间盘脱出、韧带增厚，致使颈椎脊髓、神经根或椎动脉受压，出现退行性病理改变。拍打颈肩部，可改善气血循环，缓解肌肉紧张，消除肿胀以减轻症状。

 ## 操作指南

1. 捶打颈肩部

请家人或朋友帮忙，双手握拳反复捶打颈肩部的大椎穴、肩井穴、天柱穴、大杼穴5～10分钟。也可以购买按摩锤自行捶打。

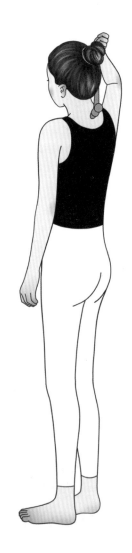

TIPS 大椎穴位于后正中线上，第七颈椎棘突下凹陷中，按摩此穴可通经活络、补虚益气。

2."米"字操

用头部带动颈部，在空中写"米"字。写5~10个"米"字后，可以放松舒展一下身体。每天早晚或工作后颈部疲累时进行1~3次。

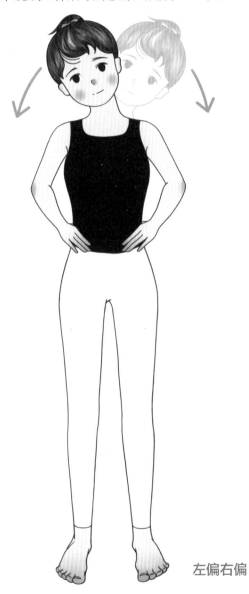

左偏右偏

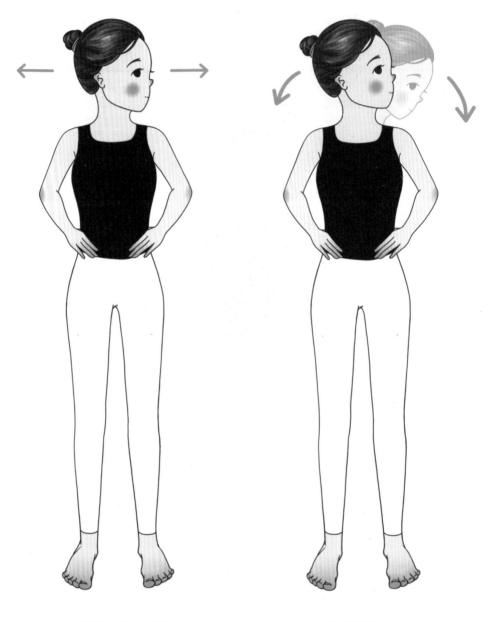

水平左转、右转　　　　　　前弯后仰

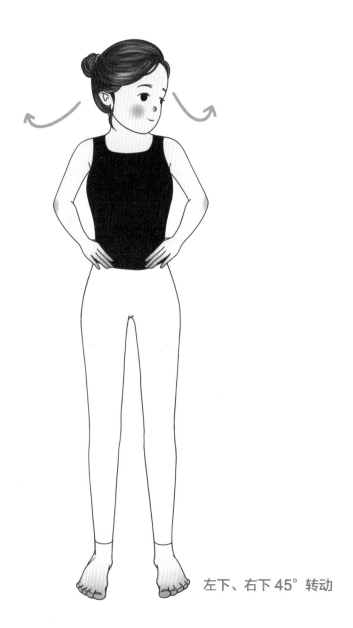

左下、右下 45° 转动

TIPS 　　做"米"字操的目的不是按笔画顺序写"米"字，只要把左侧屈、右侧屈、前屈、后伸、左前屈、右前屈、左后伸、右后伸八个方位做到位即可。

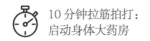
十四、腰酸背痛

腰酸背痛，可以说是现代亚健康、慢性病最常见的病症之一了。腰背部是人体受力最多的部位，支持并保护着脊柱。长期久坐久站缺少运动，不良的坐立行睡姿势，长时间伏案阅读、书写、看电子产品，体力工作者腰背劳损过度，长时间驾车等都极易导致腰酸背痛，轻者可自行恢复，重者导致脊柱侧弯、腰椎间盘突出、坐骨神经痛等病症。平时应多注意护腰，保养背部，多拍打膀胱经、督脉、肾经等部位。

 操作指南

1. 捶打腰部

双手握拳，手心朝外，反复捶打腰部2～3分钟，然后两个拳头在腰背部来回滚压1～2分钟。

TIPS

捶打腰背部可促进血液循环、缓解腰酸背痛、消除疲劳感。

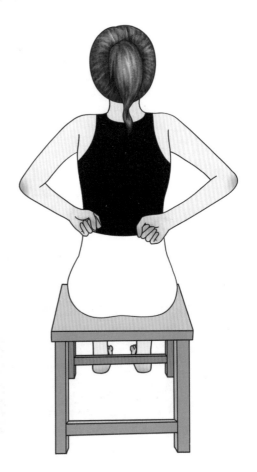

2. 按压腰部

两手放在后腰部，反复按压揉捏腰部的肾俞、命门、腰阳关三个穴位3～5分钟。

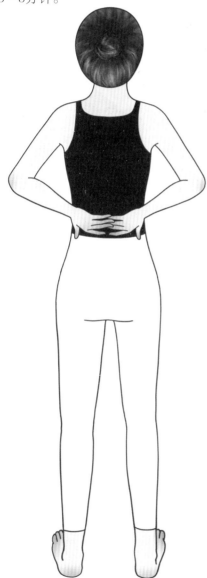

TIPS

肾俞穴位于后腰部，当第二腰椎棘突下，旁开1.5寸，为肾脏气血输注之处，按摩此穴可益肾助阳、强腰利水、缓解腰酸。

命门穴位于后正中线上，第二腰椎棘突下凹陷处，称为人体生命之门，是长寿大穴、督脉要穴，按摩此穴具有强肾补阳、抗衰老、保健美容功效。

腰阳关穴位于后正中线上，第四腰椎棘突下凹陷处，是督脉的穴位，按摩此穴可通利关节、温肾壮阳、止痹祛痛。

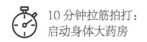
3. 拍打背部

可由家人或朋友帮
忙，用双手反复拍打整
个后背3~5分钟，尤其
注意拍打平时自己够不
着的上背部。

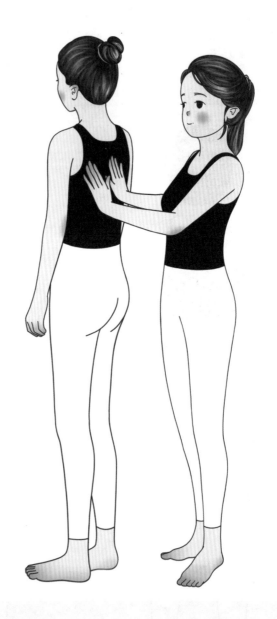

TIPS

后背分布着膀胱经和督脉，可舒经活络、促进血液循
环，缓解背部酸痛疲劳。如果没有他人帮忙，也可以使用拍
打工具。

十五、咳嗽

咳嗽是一种呼吸道常见病症，由气管、支气管黏膜或胸膜受炎症、异物刺激等引起。中医认为"五脏六腑皆令人咳"，有声无痰为咳，有痰无声是嗽。外感咳嗽常因风寒或风热外侵，肺气不宣，咳声重，发病急，病程短。内伤咳嗽则多因饮食不规律，脾失所运，痰液内生，肺干而咳，或脏器失调，肝火旺盛，气火循经犯肺，发病长，伴有体虚。治疗咳嗽需调理脾胃、肝肺部。

 ## 操作指南

1. 拍打肺俞、风门两穴

右手手掌放在后肩背处，反复拍打肺俞穴、风门穴3~5分钟。换另一侧穴位拍打。

TIPS

肺俞穴位于背部，第三胸椎棘旁开两横指处，按摩该穴有调理肺气、补虚清热、化痰止咳的功效。

风门穴位于背部，当第二胸椎棘突下，旁开1.5寸，按摩该穴可宣肺解表、益气固卫。

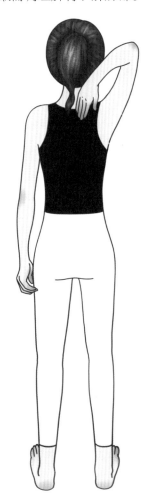

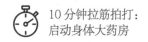
2.轻拍尺泽穴

伸直右臂，将左手
掌放在尺泽穴上反复拍
打3～5分钟，换另一侧
穴位拍打。

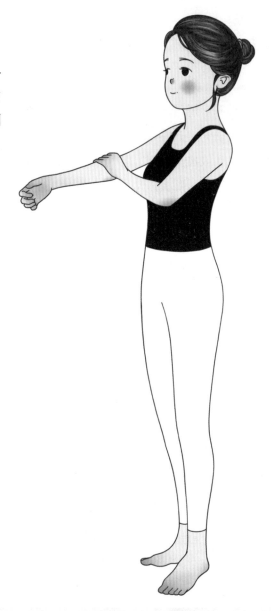

TIPS

尺泽穴位于肘关节内侧横纹中，靠外侧凹陷处，是补肾养
肺的养生要穴，按摩此穴可清除肺气、泻火降逆、疏通肺经。

3. 揉按膻中穴

用手掌大鱼际或掌根贴于胸部中间的膻中穴上，可按顺、逆时针分别揉按1~3分钟，以有酸痛感为度。

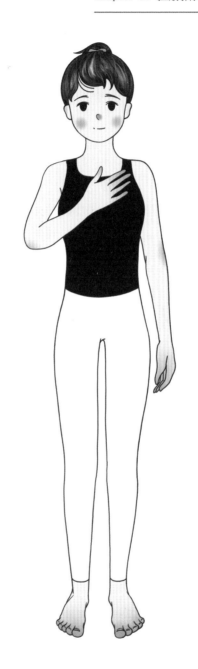

TIPS

膻中穴位于胸部，当前正中线上，平第四肋间隙，两乳头连线的中点，按摩此穴可宽胸理气、祛邪止咳。

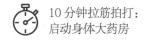

十六、哮喘

哮喘，就是支气管哮喘，指突然出现喘息、气促、咳嗽、胸闷等症状，过敏体质及空气污染、吸烟、吸入冷空气或呼吸道感染等外界环境影响都可诱发哮喘，多与基因遗传有关。中医认为，支气管哮喘由宿痰内伏于肺，因外邪、饮食、情志、劳倦等引发，以致痰阻气道、肺失肃降、气道挛急。

 操作指南

1. 捶打定喘穴

双手握拳，分别放在颈后的两侧定喘穴上反复捶打3~5分钟。

TIPS

定喘穴位于后正中线上，第七颈椎棘突下，旁开0.5寸处，是经外奇穴的背部穴位，按摩此穴可止咳平喘、通利肺气。

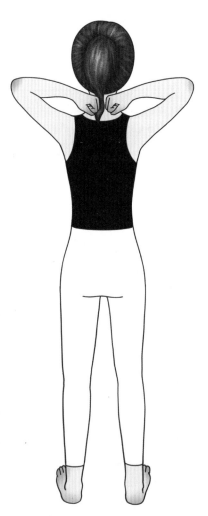

2. 拍打脾俞穴

双手绕到背部，放在两侧穴位上，反复拍打3~5分钟。

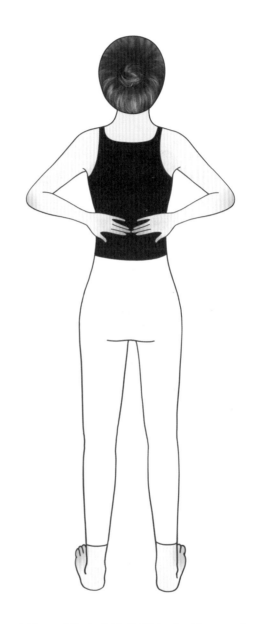

TIPS

脾主运化水谷、水液，对体内水液代谢有重要作用。脾俞穴位于背部，当第十一胸椎棘突下，旁开1.5寸，是补气穴位之一，按摩此穴有健脾利湿、益气统血的作用。

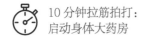
3. 拍打丰隆穴

坐位，双手掌放在小腿部两侧的丰隆穴上，反复拍打3～6分钟。

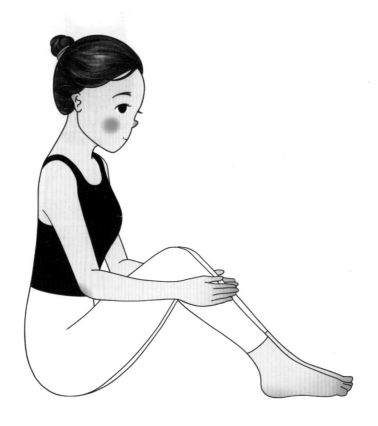

TIPS　丰隆穴位于小腿前外侧，外踝尖向上8寸，距胫骨前缘
两横指处，是胃经络穴，与脾经相表里，按摩此穴可健脾化
痰、和胃降逆，对咳嗽痰多、水肿等痰湿疾病有很好的疗效。

十七、肩周炎

肩周炎，即肩关节周围炎，又称五十肩，是肩部关节囊和关节周围软组织的一种退行性、炎症性慢性疾患。主要表现为患肢肩关节疼痛，昼轻夜重，活动受限，日久肩关节肌肉可出现废用性萎缩。肩周炎属痹症范围，以风寒湿三气杂合、慢性损伤、外伤为主要致病因素，也与患者气血虚弱、肝肾不足等因素相关。

 操作指南

1. 肩部外旋拉筋

背部靠墙站立，双臂屈肘，两上臂紧贴身体两侧，以肘为支点进行外旋拉筋1~3分钟。

TIPS　该拉筋运动可拉伸手臂肌肉，活动肩关节，舒缓肩部酸痛感。

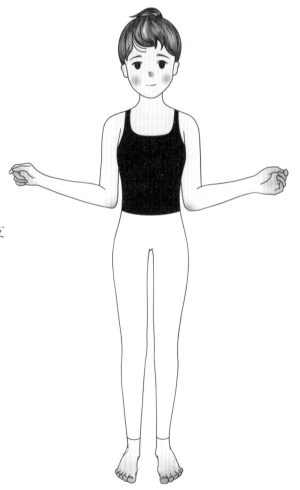

121

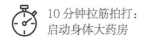
2. 扣打肩髃穴

　　双手握空拳，五指并拢分别放在肩部两侧的肩髃穴上，反复叩打3~5分钟，力度由轻至重。

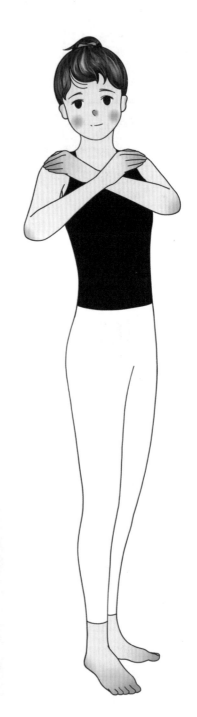

TIPS

　　肩髃穴位于肩部。将上臂外展平举，肩关节部位出现两个凹窝，即肩峰前下方凹陷处就是该穴位。按摩此穴具有祛风通络、通利关节作用。

3. 按揉天宗穴

右手放在左侧肩胛骨附近的天宗穴上，食指、中指并拢，反复按揉1~3分钟。也可以让家人帮忙反复拍打此穴位3~5分钟。

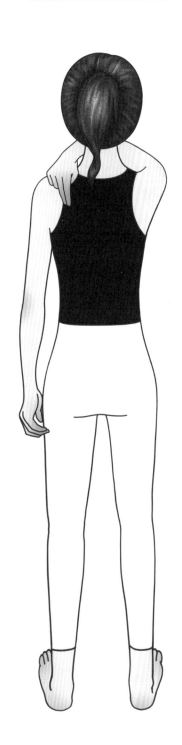

TIPS

天宗穴位于肩胛骨冈下窝中央凹陷处，约肩胛骨冈下窝中点与肩胛骨下角连线的上 1/3 与下 2/3 交点凹陷中。按摩此穴可舒筋活络、理气消肿。

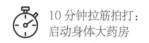

十八、坐骨神经痛

坐骨神经痛，指沿腰、臀部、大腿后、小腿后外侧和足外侧等坐骨神经通路发生的疼痛综合征。表现为患部呈烧灼样或刀刺样疼痛，夜间痛感加重，日久患侧下肢还会出现肌肉萎缩，甚至跛行。

 操作指南

1. 腿部外旋拉筋

仰卧位，两手臂自然垂放于两侧，掌心朝下，两脚相对，两膝尽量打开往两边伸展，保持20～40秒。每组练习1～3分钟。

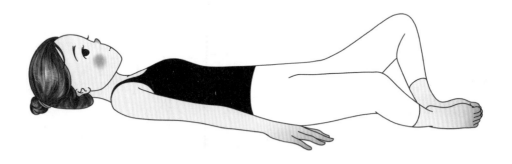

TIPS

该拉筋运动可伸展大腿部的肌肉，增强腿部血液循环，改善腿部僵硬、疼痛。

2. 拍打风市穴

双手掌放在大腿两侧的风市穴上反复拍打5～8分钟。

TIPS

风市穴位于大腿外侧部，直立时，双手下垂于体侧，中指尖到达处。该穴为足少阳胆经的腧穴，是治疗风邪的要穴，按摩此穴可祛风化湿、通经活络，主治下肢风痹疼痛、中风、半身不遂等病。

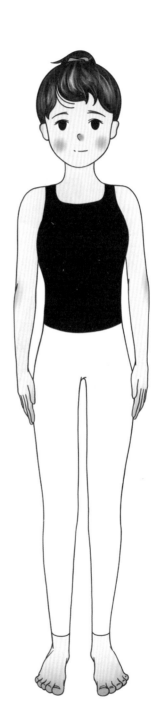

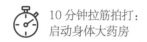
3. 拍打悬钟穴

两手放在两小腿外侧的悬钟穴上，分别以顺、逆时针拍打、揉按2~3分钟。

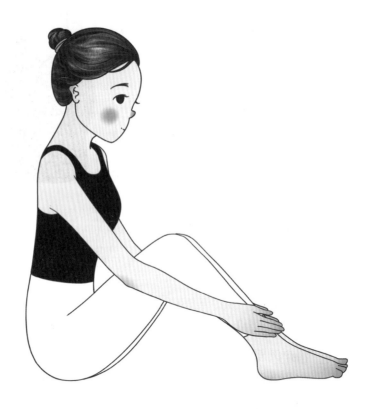

TIPS

悬钟穴位于小腿外侧，当外踝尖上 3 寸，腓骨前缘。按摩此穴有通经活络、舒筋止痛的作用。

十九、打嗝

打嗝，又称为呃逆，是一种常见现象，指膈肌不自主的间歇性收缩运动，气从胃中上逆，喉间频频作声，声音急而短促。一般性打嗝，多因吞咽过快或突然吞气引起腹内压增高所致，如饮食过快、过饱，饮酒、饮用碳酸饮料等。但若打嗝频繁或持续24小时以上，就被称为难治性呃逆，多与胃病、肝病、胆囊炎等疾病有关。

 操作指南

1.轻叩攒竹穴

双手呈空握鸡蛋的姿势放在眉头两侧攒竹穴上，用指尖发力，轻轻叩击穴位2～3分钟。

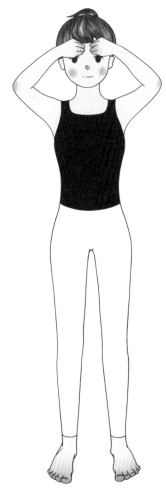

TIPS

攒竹穴位于眉毛内侧端，眼眶骨上的凹陷处。轻叩攒竹穴可起到降逆止呕、宽膈和胃之效，从而缓解打嗝。

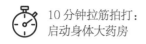
2. 轻拍膻中穴

用手掌大鱼际或掌根贴于胸部中间的膻中穴上,可轻拍1~3分钟,以有酸痛感为度。

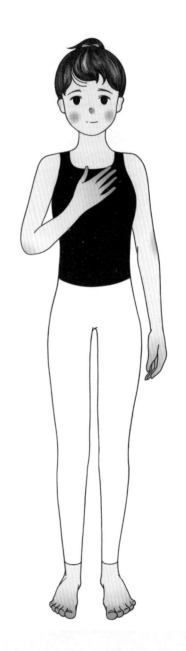

TIPS

膻中穴位于胸部,当前正中线上,平第四肋间隙,两乳头连线的中点。按摩此穴可宽胸理气、祛邪止咳。

3. 拍打肋弓部

　　双手掌放在两侧的肋弓部，上下反复拍打3~5分钟，力度不宜过大，以空拍为主。

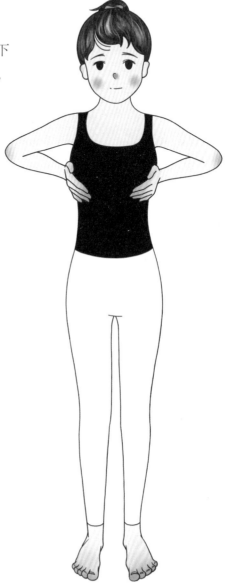

TIPS

轻拍两侧肋弓部可调节脾胃、疏肝理气。

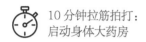
二十、眩晕

眩晕分为真性眩晕和假性眩晕。真性眩晕由眼、本体感觉或前庭系统疾病引起，有明显的外物或自身旋转感。假性眩晕多由心血管疾病、脑血管疾病、贫血、尿毒症、药物中毒等疾病引起，没有明确转动感。目眩头晕多由饮食内伤、体虚久病、失血失养而致。

操作指南

1. 慢揉太阳穴

以双手掌根位置放在两侧太阳穴上，轻轻揉动约1分钟。力度切记温和。

TIPS

太阳穴位于耳廓前面，前额两侧，外眼角延长线的上方。按摩太阳穴具有清肝明目、通络止痛的作用，由于是经外奇穴，力度一定要缓慢柔和，切记不可用力拍打、重按。

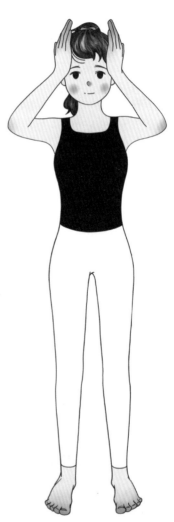

2. 轻拍百会穴

　　略低头，双手以掌心或指尖部交替缓慢轻拍百会穴约2分钟，以微感疼痛为宜。

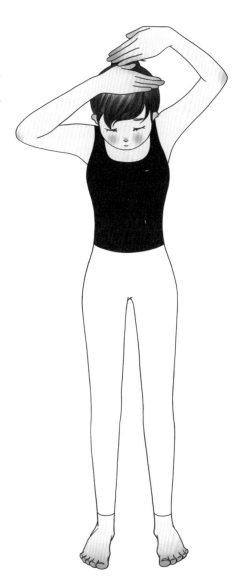

TIPS　　百会穴位于头顶正中线与两耳尖连线的交点处。汇聚经脉之气，是调节大脑功能的要穴。按摩此穴有升阳益气、健脑醒神、缓解头痛的功效。

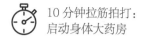
3. 推拿内关穴

　　将拇指放在内关穴位上，
推拿2～3分钟，以出现酸胀痛
为宜。用同样的方法推拿另一
侧穴位。

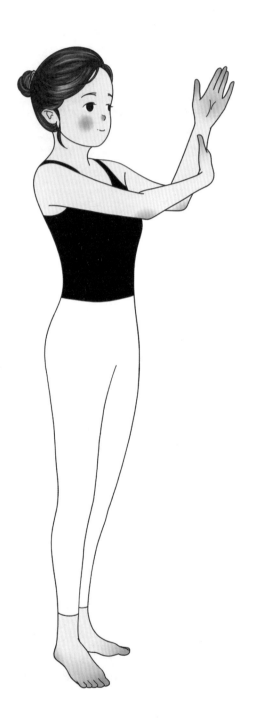

TIPS

　　内关穴位于前臂正
中，腕横纹上2寸，掌
长肌肌腱与桡侧腕屈肌
肌腱之间，属手厥阴心
包经的常用腧穴之一。
按摩该穴具有宁心安
神、宽胸理气的作用，
是治疗各种心脏疾病的
常用穴位。

二十一、胃下垂

通常而言，正常的胃位于腹腔左上方，站立时最低点不超过脐下二横指，位置相对固定。而胃下垂，指膈肌悬力不足，支撑内脏器官的韧带松弛，或腹肌松弛，导致站立时胃大弯抵达盆腔，胃小弯弧线最低点降到髂嵴联线以下。轻度胃下垂一般无明显症状，重度胃下垂会出现腹胀腹痛、恶心呕吐、便秘、失眠头痛等症状。

 ## 操作指南

1. 轻拍天枢穴

两手掌放在肚脐两侧的天枢穴位上，分别用手掌拍打2~3分钟。

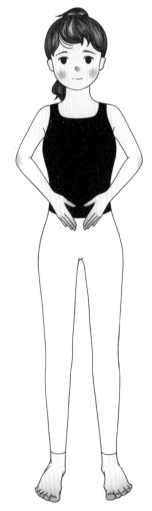

TIPS

天枢穴属胃肠经，按摩此穴可润肠通便、调中和胃、理气健脾。

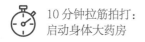
2. 桥式拉筋

　　仰卧位，屈膝，双脚脚跟尽量靠近臀部，吸气，双手托腰，双肘撑地，缓慢抬起上半身、臀部及大腿。 呼气，腹部收紧，恢复初始姿势，重复练习5~6组。

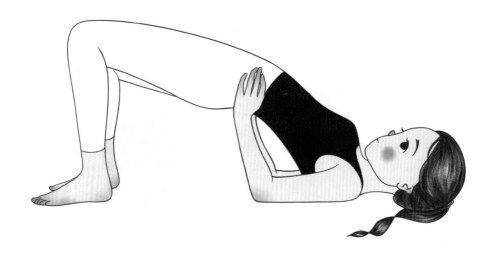

TIPS　　桥式拉筋可以使腹部下垂器官归位，平坦小腹，锻炼腰臀部力量，改善新陈代谢。

3. 后仰拉筋

　　仰卧位，双腿伸直并拢。掌心朝下，双臂自然放在身体两侧，边吸气，边抬起腰腹部，肘关节靠近身体并紧贴地面，头顶着地。

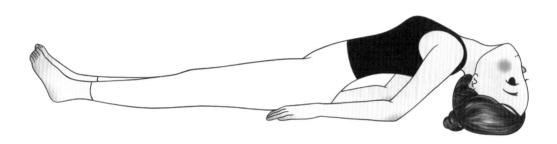

TIPS

　　该拉筋动作可以使腹部下垂器官归位，宽胸理气。

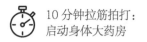
二十二、上火

我们通常所说的"上火"，属中医热证范畴。人体阴阳失衡后会出现内热症候，表现为口角糜烂、口腔溃疡、尿黄尿痛、牙痛、咽喉痛、面红目赤、面部起痘等。"上火"按人体部位分为心火、肝火、肺火、胃火等。按实虚证又分为"实火"和"虚火"。"实火当清，虚火当养"，"虚火"应滋养阴津，"实火"需清热泻火，"虚火"若用药物泻火，反而会"寒伤阳"。拍打相关经络穴位可调节阴阳，没有不良反应，实火、虚火病症均适用。

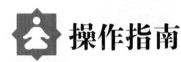 操作指南

1. 按揉听会穴

张口，用食指、中指并拢放在耳周两侧的听会穴上，用指腹按揉穴位1~3分钟。

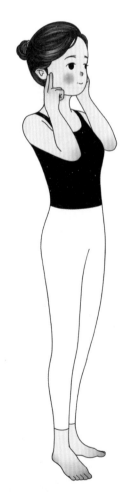

TIPS

听会穴位于耳旁，听宫穴下方，张口有凹陷处，属足少阳胆经。按摩此穴有清热泻火、熄风止痛的作用。

2. 拍打心包经

左手臂向前伸直，右手掌从胸部的天池穴沿手臂内侧心包经缓慢拍打至劳宫穴。换另一侧手臂心包经拍打。

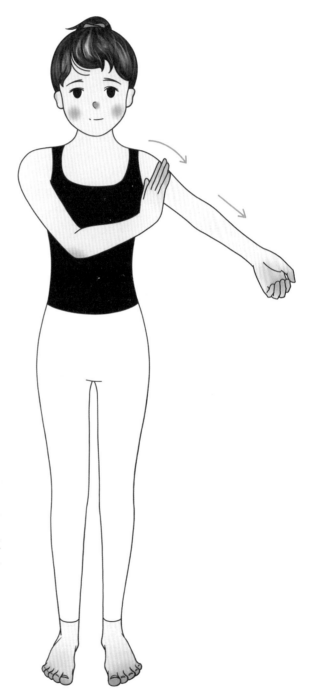

TIPS

手厥阴心包经是心脏的保护神，天池穴起，沿上肢内侧中线入肘，入掌中劳宫穴，至中指末端中冲穴。拍打手臂的心包经可清心火、调理阴阳。

137

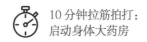
3. 叩击缺盆穴

　　五指并拢，轻轻叩击锁
骨两侧缺盆穴1~3分钟。

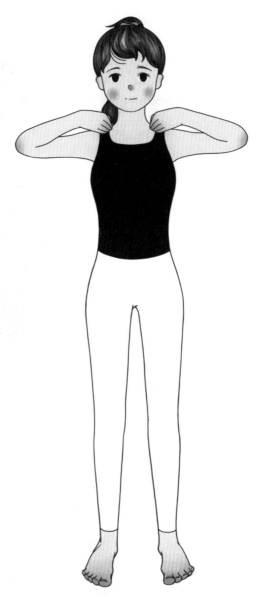

TIPS

缺盆穴位于人体的锁骨上窝中央，距前正中线 4 寸，是
足阳明胃经腧穴之一。按摩此穴可宣肺调气、清热散结。

二十三、便秘

便秘主要是指排便次数减少、粪便量减少、粪便干结、排便费力等。多由体内气血虚弱、阴寒凝结、气机郁滞所导致。拍打按摩大肠经、胃经、肺经、腹部等部位可通便。

 操作指南

1. 按摩腹部

双手掌放在腹部，以肚脐为中心双手交替画圆圈摩擦整个腹部3~5分钟。

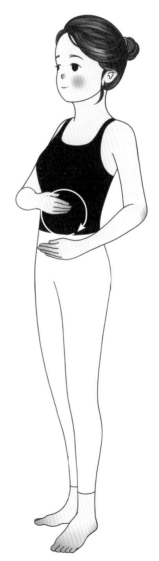

TIPS

按摩整个腹部可促进肠道蠕动，缓解便秘，促进大便排出。

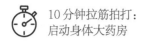
2. 叩击大横穴

　　五指并拢，用五个指尖发力叩击两侧大横穴1～2分钟，然后再按揉2～3分钟。

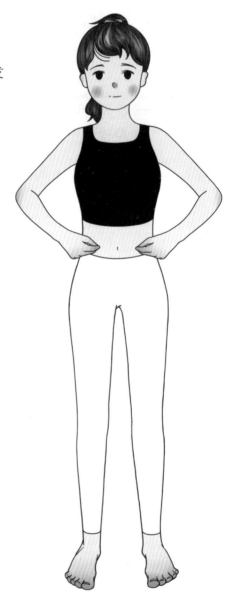

TIPS　　大横穴位于腹中部，脐中旁开4寸，是足太阴脾经和阴维脉的交会穴。按摩此穴可调理肠胃、促进大肠排泄。

3. 拍打大肠经

左手臂抬起伸展，用右手掌沿着手臂外侧从腕关节处轻拍至左肩部，反复轻拍大肠经3～6分钟。换另一侧手臂大肠经拍打。

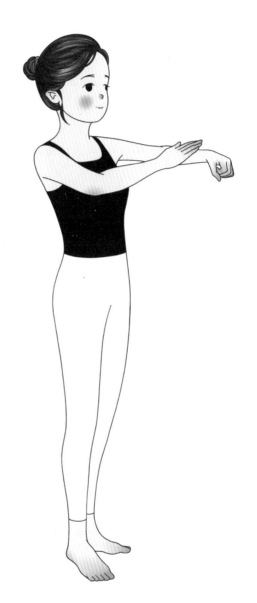

TIPS

手阳明大肠经起于食指末端，循行贯穿手臂外侧前缘，经过颈肩部，入下齿，过人中，止于鼻侧迎香穴，与足阳明胃经相接。拍打大肠经可促进大肠传导、排泄糟粕的功能。

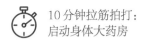
4.捶打大肠俞穴

双手握拳，分别放在
腰部两侧的大肠俞穴上，
反复捶打3~6分钟。

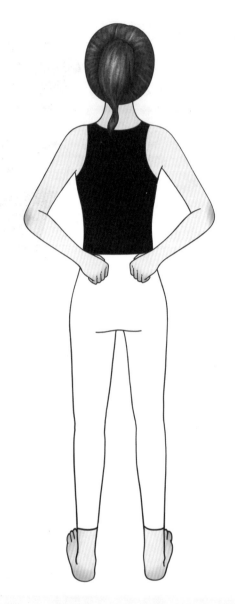

TIPS 　　大肠俞穴位于腰部，当第四腰椎棘突下，旁开1.5寸。
按摩此穴有调理大肠腑、理气化滞的作用，有促进大肠排
泄功能。

二十四、拉肚子

我们常说的拉肚子就是腹泻，是较常见的大肠疾病，急性腹泻发病急，大多由感染引起，小肠感染常为水样泻，大肠感染常含血性便。慢性腹泻的病因比较复杂，肠黏膜病变、肠道功能缺陷、消化能力不足、内分泌失调等均会导致，可伴有腹痛、发热、消瘦、腹部包块等症状。治疗拉肚子应调理脾胃、消积化滞。

 操作指南

1. 轻揉肚脐眼周围

双手掌摩擦温热后，交叠在一起捂住肚脐眼（神阙穴）30～50秒，然后轻揉肚脐眼周围。

TIPS

神阙穴位于肚脐眼，是任脉上的阳穴，命门为督脉上的阳穴，是神气通行之处。按摩此穴有温阳补逆、健运脾胃的功效。

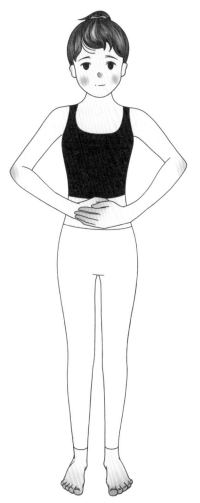

143

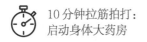
2. 轻拍足太阴脾经

　　双手从腋下，沿足太阴脾经缓慢下行，轻拍至脚趾处。再从脚趾处轻拍上行至胸部两侧。

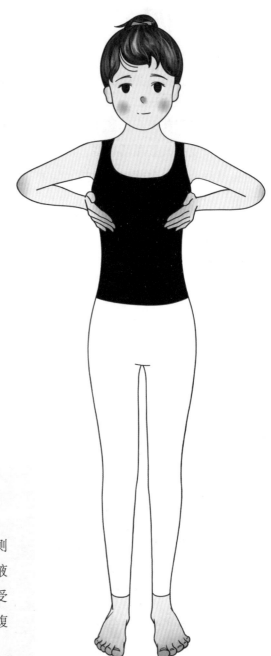

TIPS

　　足太阴脾经为阴经，与脾胃心脏功能密切相关，始于大趾末端，沿腿部内侧上行，经过腹部，上行至腋下。按摩脾经可调节脾胃受纳、运化功能，从而治疗腹泻、腹痛等消化系统疾病。

3. 按揉大横穴

食指中指并拢，先用指腹按揉两侧穴位1～3分钟，再以手掌轻拍1～2分钟。

TIPS

大横穴位于腹中部，脐中旁开4寸，是足太阴脾经和阴维脉的交会穴。按摩此穴可温中散寒、调理胃肠。

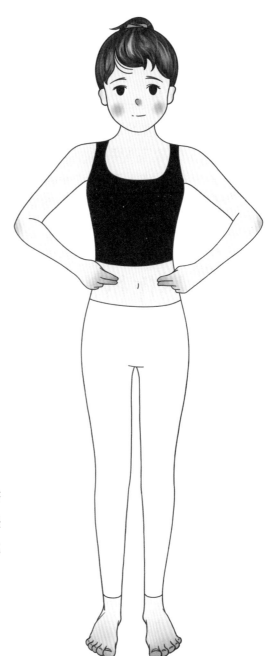

145

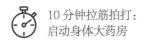

二十五、中风

中风又称脑卒中，是一种急性脑血管疾病后遗症，由于脑部血管突然破裂或因血管阻塞导致血液不能流入大脑而引起脑组织损伤。表现为突然口眼㖞斜、肢体障碍或瘫痪、失语或言语含糊不清、思维迟钝等，通俗讲就是"半身不遂、不省人事"。情绪过于激动、过度劳累、高血压、心脏病等均可引起。对于中风及后遗症的预防和治疗可拍打经筋穴位，调理阴阳、补气益血。

 操作指南

1. 按压中冲穴

右手弯曲，左手手指去按压右手的中指末节尖端1~3分钟。换另一侧中指穴位按压。

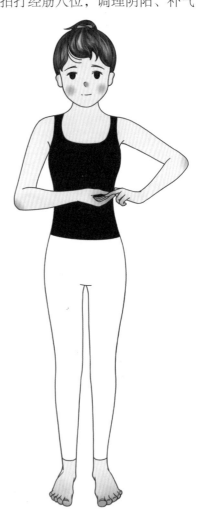

TIPS　　中冲穴位于手中指末节尖端中央，属心包经。按摩此穴可救急昏迷、昏厥开窍、清心泻热、通络止痛。

2. 拍打掌中

两手掌相对，掌中根相互拍打1~2分钟，然后相互按压劳宫穴1~3分钟。

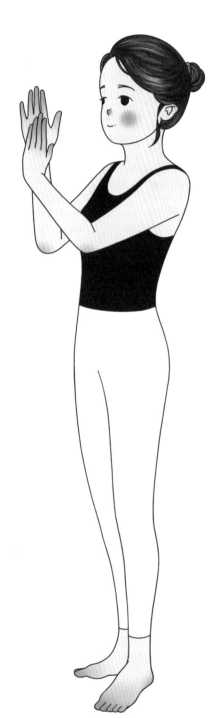

TIPS

劳宫穴位于手掌心，四指弯曲握拳，中指尖处为心包经荥穴。按摩此穴有清心安神、凉血熄风、通经祛湿的作用，可治疗由肝阳上亢、化生风等导致的中风，对昏厥、中暑亦有疗效。

3. 拍打臀—腿部

双手拇指放在臀部两侧环跳穴位置上按揉1~2分钟，然后双手掌沿后腿部缓慢移动，拍打整个腿部，拍打至委中穴位置按揉1~2分钟。

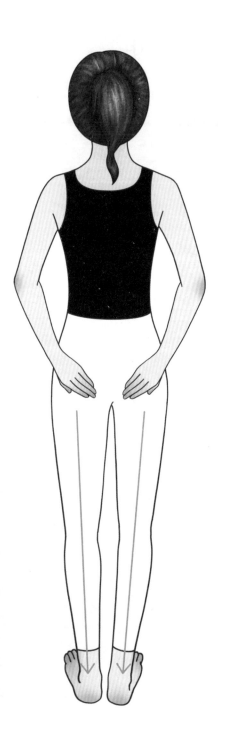

TIPS

环跳穴位于臀外侧，股骨大转子最凸点与骶管裂孔连线的外 1/3 与中 1/3 交点处，属足少阳胆经的经穴，穴近髋关节，是治疗腰腿疾病的重要穴位。按摩此穴可疏经通络、祛风散寒、促进下肢血液循环。

委中穴位于腘横纹中点，当股二头肌肌腱与半腱肌肌腱的中间，即我们常说的膝窝处。该穴位是足太阳膀胱经的常用腧穴。按摩此穴可散瘀活血、清湿排毒、活经通络。

二十六、面瘫

面瘫，又称面神经炎、面神经麻痹，常表现为面部肌肉群运动障碍、口角㖞斜、说话漏风、耳部有疼痛感等，重者不能皱眉闭目鼓气，不停流口水等。中医认为，本症因风邪侵袭、面部受冷、肝气郁结、情绪激动，或气血双亏、风痰阻络所致。预防面瘫应疏通头面颈部经络，益气补血。

 操作指南

1. 轻拍面部

双手放在下颌上，从下巴向上慢慢地轻柔拍打整个面部1～3分钟。

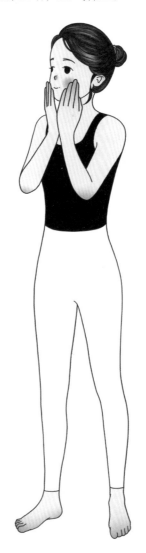

TIPS

拍打整个面部经筋穴位，可疏通面部经络、促进面部血液流通，平时多注意劳逸结合，少动怒，情绪温和，忌酒、少食辛辣、寒凉之物，空调避免对着头面部吹。

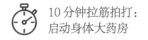
2. 按压承浆穴

　　将一手的食指放在下巴的承浆穴
位上，用食指指腹垂直按压，按摩穴
位1~3分钟。

TIPS　　承浆穴位于面颌部，当
颏唇沟的正中凹陷处，是任
脉与足阳明胃经的交会穴。
按摩此穴有镇静止痛、生津
敛液、舒筋活络的作用。

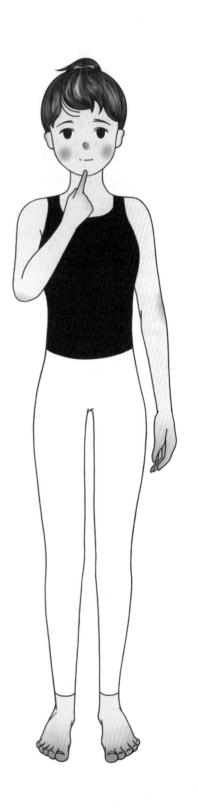

3. 手指轻叩头部

　　双手指尖轻轻地叩敲整个头部，然后用指腹按摩头部。

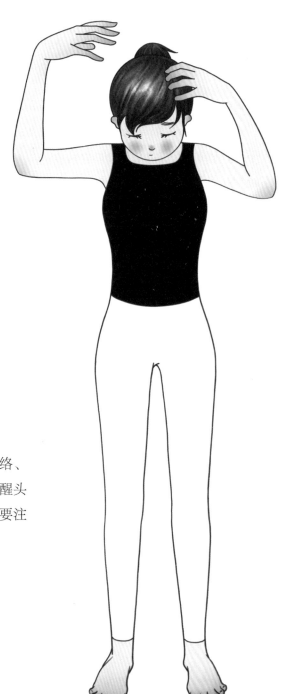

TIPS

　　按摩此穴可疏通经络、促进头部血液循环，清醒头脑、缓和紧张情绪。但要注意按摩头部时要轻柔。

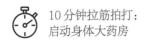
二十七、胃痛

胃痛，又称胃脘痛，是中医病症名，主要指上腹胃脘部近心窝处发生疼痛，是临床上一种很常见的病症。常见于急慢性胃炎，胃、十二指肠溃疡，胃下垂，胰腺炎，胆囊炎及胆石症等。胃痛多由外感寒邪、饮食所伤、情志不畅和脾胃素虚等引发。治疗胃痛需调理脾胃经。

 操作指南

1. 隔手背敲打胃脘区

一手掌心向内覆盖胃脘区域，另一只手握空拳，轻叩手背1～3分钟，力度不宜过大。

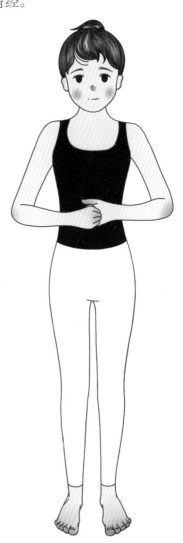

TIPS

胃脘区域分为上脘穴、中脘穴、下脘穴，均位于上腹部，前正中线上。上脘穴当脐中上5寸，中脘穴当脐中上4寸，下脘穴当脐中上2寸。三个穴位隶属于任脉，为胃之募穴。具有和胃健脾、降逆利水的功效，它们是健脾和胃的三大要穴。

2. 拍打手三里穴

一手屈肘，另一只手掌放在屈肘手臂的手三里穴位上，反复拍打2～5分钟。换另一侧穴位拍打。

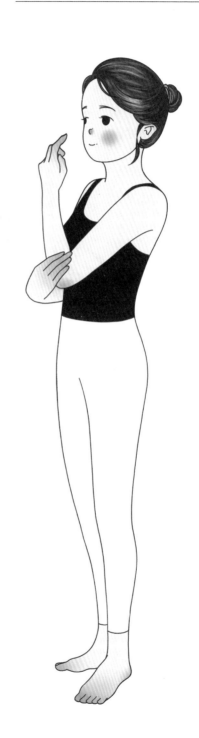

TIPS

手三里穴位于前臂背面桡侧，当阳溪与曲池连线上，肘横纹下2寸外，属手阳明大肠经。按摩此穴可通经活络、调理肠胃、消肿止痛、清肠利腑。

153

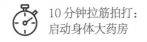
3.拍打胃经

略弯腰，两手掌放在大腿前侧上，沿腿部的足阳明胃经反复拍打整个
腿部1~3分钟。换另一侧腿拍打。

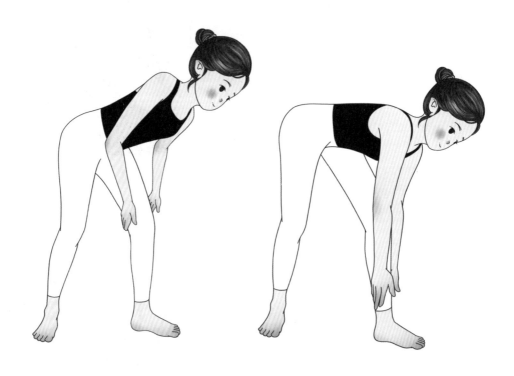

TIPS

足阳明胃经属于胃，络于脾，脾运化水谷精微，胃受纳
消化饮食，脾胃用于输送营养物质、传输糟粕、主管消化系
统。拍打腿部胃经可提升胃经运行功能。

二十八、小腿水肿

小腿水肿，指按压小腿前侧或脚面时有明显的凹陷，且不容易回弹。常见于静脉血栓、静脉曲张等肢体血管性疾病。慢性肾脏病、肾功能衰竭、肝硬化等疾病也会影响静脉回流造成腿部水肿，有的孕妇在孕晚期会出现四肢水肿。水肿腿的肌肉是硬的，按压后凹陷不会马上回弹。

 ## 操作指南

1. 屈腿拉筋

侧卧位，以右手肘贴地支撑头部，右腿贴地伸直。左腿屈膝，左手向后抓住左脚踝处，吸气，左腿向后上方用力伸展，保持2~10秒，呼气还原。换另一侧练习，每组3~5次。

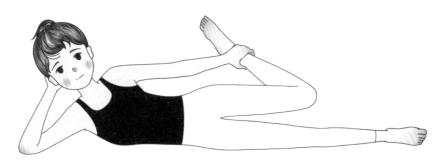

TIPS

屈腿拉筋可锻炼和拉伸下肢肌肉力量，增加下肢血液循环，促进新陈代谢，有效缓解下肢水肿、小腿抽筋等。

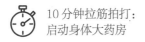
2. 靠墙拉筋

左手掌及小臂贴近墙壁，右手抓住左脚用力向上拉伸左小腿，保持20～30秒。换另一侧腿，每组练习3～5次。

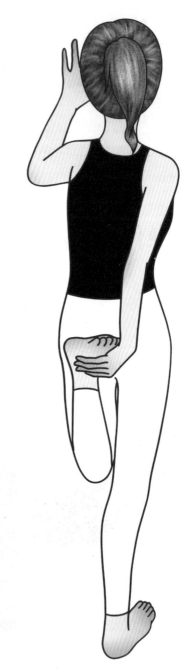

TIPS

腿部运行着肝、胆、脾、肾、膀胱、胃人体六条经络，腿部拉筋运动可疏通经络，促进新陈代谢，排毒素，强健肌肉力量。

3. 拍打足三里穴

双手放在小腿两侧的足三里穴位置，拍打约2分钟。

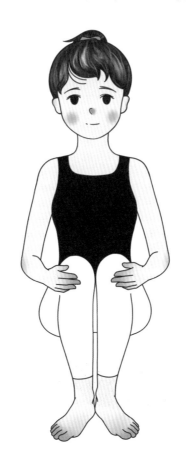

TIPS　足三里穴位于小腿前外侧，当犊鼻下 3 寸， 距胫骨前缘一横指（中指）。有提高机体免疫力、强身健体、补中益气、通经活络的功效。

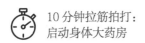
4. 伸腿拉筋

仰卧位，双腿伸直，双臂放在身体两侧，掌心朝下。双腿向上拉伸直至与地面垂直，保持20～30秒。反复练习5～7次。

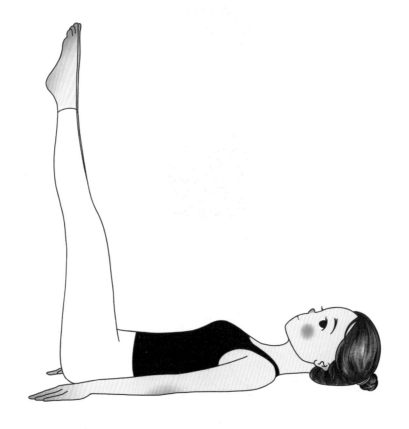

TIPS

注意脚尖和膝盖都要尽量绷直，腰腹部用力，感受整个腿部的收紧和伸展。可使血液循环加快，减轻腿部水肿。

二十九、鼠标手

鼠标手，又称为腕管综合征，是最常见的周围神经卡压性疾病，其病理基础是正中神经在腕部的腕管内受卡压而引起手指麻木和功能障碍。手指感觉异常或麻木是主要症状，尤其夜间手指麻木。缓解鼠标手，应拍打或拉伸手指关节，工作时连续使用键盘45分钟，最好休息2～3分钟，适当活动一下手腕，做一下手指操，也可做一些握拳、捏指等放松手指的动作。

 ## 操作指南

1. 手掌互拍

手掌心相对互拍3～5分钟。

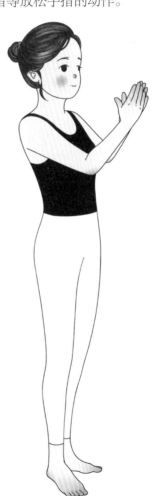

TIPS

拍手是比较常见的日常养生保健方法，经常拍手可刺激手部反射区、舒筋活血、缓解手部紧张疲劳。

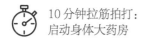
2. 五指伸展对抗

五指全部伸开相对，用力
互压对抗，一松一压，力度不
宜太大，可由小至大，以指根
出现酸胀热麻为宜，反复练习
1~2分钟。

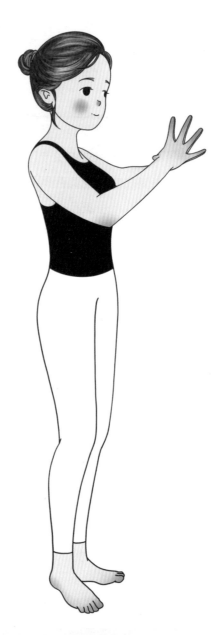

TIPS

充分感受五指的舒展和拉伸。

3. 立掌压指

右臂屈臂立掌，掌心朝前，五根手指尽量向上，左手手掌压住右手的四根手指并向后压，右手掌则向前用力推，相互对抗30～50秒，两手掌交换进行运动。反复进行3～5分钟。

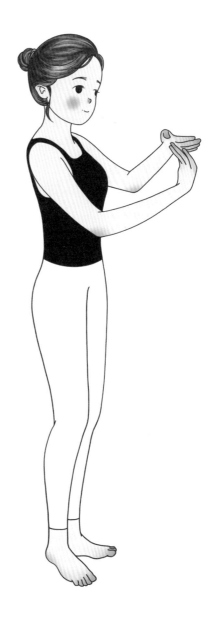

TIPS

还可以用四指抵住桌沿或墙壁，掌心向前，两手掌向前推，保持30～50秒。主要感受手指、腕关节、前臂的拉伸和舒展。

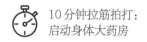

4.五指张开

　　两手臂向下伸展，同时
五指全部张开到最大限度再
成鹰爪状，再张开，循环往
复，保持30～50秒。

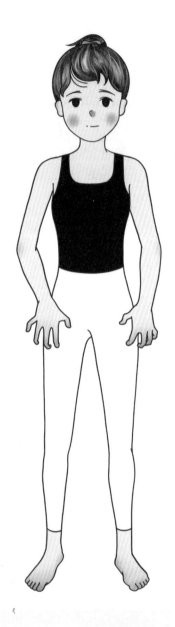

TIPS

　　五指张开可拉伸手部屈肌，活动十指手部关节，加快手
部血液流动。

三十、神经衰弱

神经衰弱属神经官能症，多由精神心理因素导致。大脑由于长期情绪紧张及精神压力，从而出现注意力不集中、失眠多梦、记忆力减退、对刺激过度敏感、脾气暴躁易怒等。症状时轻时重，与心理、环境因素关系较大，现代社会患神经衰弱者很多，轻者影响工作、生活，重者继而发展为抑郁症。

 操作指南

1. 拍打肩井穴

双手分别放在肩部两侧肩井穴上，反复拍打3~5分钟，力度由轻至重，在自己承受范围内可稍微重一点。

TIPS

肩井穴位于肩部，当大椎穴与肩峰端连线的中点上，前胸部正对乳中。该穴位是足少阳胆经穴位，按摩此穴有行气活血、祛风通络、疏通筋脉、缓解颈肩僵硬疼痛的功效。

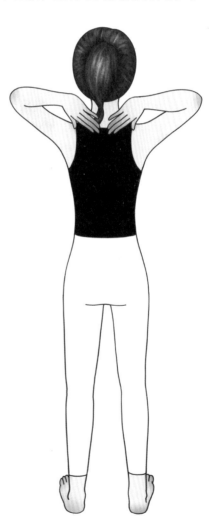

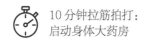
2. 拍打夹脊穴

请家人或朋友帮忙用手掌或拳头拍打整个后背脊柱上的夹脊穴，反复拍打3~6分钟。

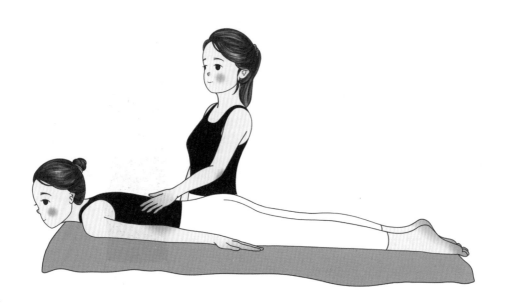

TIPS 　　夹脊穴位于背部，第一胸椎至第五腰椎棘突下，旁开0.5寸，两侧分别有17个穴位，共34个穴位。该穴位是经外奇穴，治疗范围甚广，按摩此穴可舒筋活络、调节自主神经和脏腑功能，有助于睡眠。

3. 拍打心俞穴

可让家人朋友帮忙，双手放在心俞穴位置上，交替拍打穴位约3分钟。也可自己将双手绕过肩膀拍打该穴位。

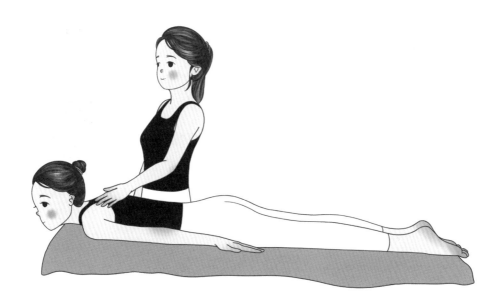

TIPS　心俞穴位于背部，第五胸椎棘突旁开1.5寸（约二指宽），是心脏气血输注于背部的穴位，按摩此穴具有安神定志、活血通络、清热养心、提高睡眠质量的功效。

165

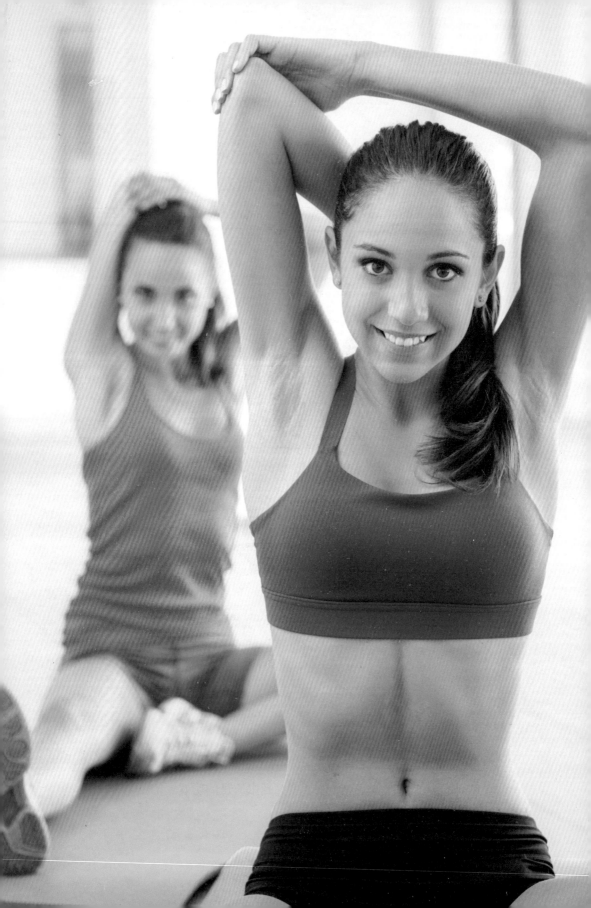